AF311170

DE LA

PNEUMONIE LOBAIRE

SURVENANT

DANS LE COURS

DE LA FIÈVRE TYPHOÏDE

PAR

E. GALISSART DE MARIGNAC,

Docteur en médecine de la Faculté de Paris,
Ancien interne des hôpitaux de Paris.

PARIS

ADRIEN DELAHAYE et E. LECROSNIER, ÉDITEURS
Place de l'École-de-Médecine

1881

DE LA
PNEUMONIE LOBAIRE

SURVENANT DANS

LE COURS DE LA FIÈVRE TYPHOÏDE

DE LA

PNEUMONIE LOBAIRE

SURVENANT

DANS LE COURS

DE LA FIÈVRE TYPHOÏDE

PAR

E. GALISSART DE MARIGNAC,

Docteur en médecine de la Faculté de Paris,
Ancien interne des hôpitaux de Paris.

PARIS

ADRIEN DELAHAYE et E. LECROSNIER, ÉDITEURS

Place de l'École-de-Médecine

1881

PNEUMONIE LOBAIRE

SURVENANT

DANS LE COURS DE LA FIÈVRE TYPHOIDE

AVANT-PROPOS.

Pendant le cours de notre internat dans le service de notre excellent maître M. le Dr Féréol, nous avons eu l'occasion de voir, dans la même semaine deux typhiques emportés par une pneumonie lobaire ; chez tous deux, il y avait eu un abaissement assez marqué de la température au moment où l'on avait trouvé les signes physiques de la pneumonie. Quelque temps auparavant, alors que nous avions l'honneur d'être l'interne de M. le professeur Bouchard, nous avions vu un employé de l'hospice de Bicêtre, apporté à l'infirmerie pendant la visite du matin, au moment où il avait un frisson intense. M. Bouchard lui trouva par l'exploration thermométrique un abaissement notable de la température ; deux jours après, l'on put constater les signes physiques d'une pneumonie.

Cette coïncidence nous avait vivement frappé, aussi elle nous avait donné l'idée d'étudier l'influence de la pneumonie sur la courbe thermique de la dothiénentérie. Nous voulions d'abord nous borner à ce point, mais plus nous avancions dans les recherches que nous devions faire sur ce sujet, plus nous trouvions d'incertitude et d'obscurité sur la valeur de la pneumonie lobaire dans le cours de la dothiénentérie. Niée par quelques auteurs, elle nous a paru admise surtout d'une manière théorique par les auteurs modernes ; la plupart d'entre eux étant disposés à considérer les pneumonies secondaires comme étant presque toujours des broncho-pneumonies. Les observations certaines de pneumonies lobaires sont rares, c'est pourquoi il nous a paru intéressant de publier celles que nous possédions, ainsi que celles que nous avons pu rassembler, et d'en faire une étude aussi complète que possible. En outre, nous ne pouvions laisser de côté la question de la pneumonie du début, de la pneumo-typhoïde de quelques auteurs ; c'est ainsi que notre essai s'est trouvé plus étendu que nous ne comptions le faire en commençant.

Nous ne nous dissimulons nullement les imperfections de ce travail ; il est un point, en particulier, que nous avons dû laisser de côté ; c'est le rôle encore problématique des organismes inférieurs dans la production de la fièvre typhoïde et de certaines pneumonies.

Les doctrines médicales semblent actuellement entrer dans une nouvelle voie : l'existence des bactéries spéciales à certaines maladies a révolutionné les idées que l'on avait sur plusieurs maladies générales ou infectieuses. Plusieurs savants pensent que l'on trouvera pour chaque maladie générale un organisme spécial qui pourra être regardé comme la cause même de la maladie. Si cette hypothèse est vraie, il est certain que l'on aura toutes les chances possibles pour trouver celui de la dothiénentérie. Klein (1) a trouvé, comme l'on sait, dans l'épaisseur de la muqueuse intestinale, surtout autour des plaques de Peyer des amas de micrococcus; dans le sang, Hallier (2), Tigri et d'autres auteurs ont signalé l'existence de microphytes. Mais jusqu'à présent il règne encore certaines incertitudes sur la valeur, la constance et le rôle de ces organismes inférieurs. Il faudrait savoir si ces microphytes se trouvent plus abondants dans les organes présentant des altérations dans la fièvre typhoïde, si on les trouve, par exemple, en aussi grande abondance dans une pneumonie lobaire que dans les organes lymphoïdes de l'intestin grêle, et dans ces points en plus grande abondance que dans le reste du sang et des tissus ; si cela était ainsi, l'on pourrait

(1) Klein. Zur kentmis der feinéres. Pathologie der abdom typhus. Centralblatt f. d. med. Wissenschafft, 1874.
(2) Hallier. Der pflanzliche organismus in Darm und in Blute der Ileotyphus. Virchow's Arch., 1868.

peut être considérer les ulcérations de l'intestin et la pneumonie comme étant causées par ces organismes. Ce ne serait pas en tout cas une opinion nouvelle : Klebs qui, comme une grande partie des auteurs allemands regarde la pneumonie comme une maladie générale, a décrit sous le nom de *Monas pulmonale*, un organisme qu'il considère comme l'agent infectieux de l'inflammation pulmonaire franche et primitive. Puis, en allant plus loin, il faudrait étudier ces microbes, voir s'ils existent dans les pneumonies qu'on observe dans les autres maladies infectieuses, telles que la diphtérie, le typhus..., les comparer et voir quels sont les résultats (1).

Malheureusement le temps ne nous permet pas de nous livrer à ces nouvelles recherches qui seront probablement très fécondes en découvertes intéressantes.

Nous nous sommes donc borné, dans ce travail, à l'étude faite surtout au point de vue clinique de la pneumonie à forme lobaire dans le cours de la dothiénentérie. Si nous nous servons du terme de pneumonie lobaire, c'est pour rappeler son aspect macroscopique, nous la croyons de même nature, au point de vue anatomo-pahlologique que la pneumonie primitive aiguë, que la pneumonie fibrineuse, en un mot ; à l'œil nu on ne voit pas de différence, et le microscope, toutes les

(1) Mais en tout cas, il ne faudrait pas oublier que l'état du milieu dans lequel se développent ces agents infectieux est des plus important. C'est sur quoi M. le professeur Bouchard a insisté dans ses leçons professées en novembre 1880 (Leçons sur les maladies infectieuses. Résumées par L. Landouzy, in Revue de médecine, janvier 1881).

fois qu'il a été employé, a donné les mêmes résultats que dans la pneumonie fibrineuse primitive.

La fièvre typhoïde s'accompagne, comme l'on sait de phénomènes pulmonaires dont les uns sont, pour ainsi dire constants, tandis que les autres, plus rares, sont considérés comme des complications.

La bronchite plus ou moins marquée existe presque toujours chez les individus atteints de fièvre typhoïde ; sa présence permet quelquefois d'affirmer un diagnostic douteux. Elle s'accompagne de congestion pulmonaire, qui prend de plus en plus, à mesure que la maladie s'avance, le caractère de congestion passive. Lorsqu'elle atteint un certain degré, elle aboutit à la splénisation et à l'hémo-pneumonie. Telles sont les lésions pulmonaires que l'on rencontre le plus souvent ; mais elles ne sont pas les seules, c'est ainsi que l'on a signalé comme complications plus ou moins fréquentes : la pneumonie lobulaire, la pneumonie pseudo-lobaire qui surviendrait surtout pendant la convalescence ; les infarctus se rencontrent quelquefois à l'autopsie des typhiques, ils sont causés par des coagulations dont la formation est expliquée par la faiblesse de l'action cardiaque ou bien par des embolies partant de points gangreneux ; ces infarctus sont très souvent entourés d'une zône de tissu, où l'on retrouve de l'inflammation pulmonaire. La gangrène pulmonaire et plus tardivement la phthisie peuvent venir compliquer la dothiénentérie. Enfin l'inflammation franche se rencontre quelquefois, sous forme de pneumonie lobaire et c'est elle que nous allons étudier.

Nous plaçant surtout au point de vue clinique, nous avons dû diviser notre étude en quatre parties : dans la première nous avons fait un rapide aperçu historique et un chapitre d'anatomie pathologique. Les trois autres parties sont réservées pour l'étude de la pneumonie au début, pendant la période d'état et pendant la convalescence de la dothiénentérie ; il y a des différences trop considérables, pour pouvoir fondre, au point de vue de l'étude de la pneumonie, ces trois périodes en une seule. Notre étiologie se trouve à la tête de la troisième partie ; nous n'avons pas voulu en faire trois distinctes, car nous aurions été exposé à nous répéter trop souvent, et comme notre but était d'étudier surtout la pneumonie de la période d'état, il nous a paru plus convenable de la placer au commencement de la partie où nous en parlions.

PREMIÈRE PARTIE

CHAPITRE I.

HISTORIQUE.

Ce n'est qu'à partir du XIX⁰ siècle que l'on peut regarder la fièvre typhoïde comme constituée à l'état d'entité morbide. Evidemment, nous ne mettons pas en doute son existence dans les siècles précédents, mais décrite par les auteurs anciens sous des noms différents, et confondue même avec des maladies plus ou moins voisines, nous aurions de la peine à débrouiller dans la classe des maladies fébriles, une maladie correspondant aux descriptions magistrales de Grisolle, de Hardy et Béhier, de Jaccoud, de Griesinger, de Murchison, etc.

C'est ainsi que Reil (1), en 1800, classe sous le nom de *typhus*, toute maladie fébrile s'accompagnant de sopor, d'état typhoïde; il engloberait ainsi toutes les maladies que nous croyons pouvoir revêtir ce que nous appelons la forme typhoïde, dans une seule classe.

Dans la classification de M. Pinel(Nosographie philosophique, Paris, 1818 6⁰ éd.) la dothiénenterie paraît rentrer dans la classe des fièvres adéno-méningées, mais il est probable qu'on pourrait la retrouver également dans plusieurs des nombreux genres de fièvre qu'il décrit.

En 1829 Louis (2) constitua pour ainsi dire la fièvre

(1) Reil. Fieberlehre. Halle 1800.
(2) Louis. Recherches sur la gastro-entérite, 1829.

typhoïde par le traité qu'il publia sur la gastro-entérite, soit dans la symptomatologie, soit dans le compte rendu de ses autopsies ; il attire l'attention sur les accidents qui surviennent du côté des poumons, pendant le cours de la maladie.

Eisenmann (1) en 1835, réunit sous le nom de typhus, une grande classe de maladies, présentant plus ou moins les symptômes typhoïdes ; et alors, suivant la prédominance des accidents sur tel ou tel organe, il distingue : l'ophtalmotyphus, le pneumotyphus, l'iléo- typhus, le colotyphus, etc.

A cette époque, quoique en Allemagne, et en Angleterre, la fièvre typhoïde et le typhus exanthématique ne fussent pas nettement séparés l'un de l'autre ; qu'en France le typhus pétéchial, fût douteux pour beaucoup de médecins, nous voyons cependant tous les auteurs s'occupant de la dothiénentérie mentionner les accidents pulmonaires qui peuvent survenir pendant son cours.

C'est ainsi que nous devons signaler comme renfermant des documents très intéressants sur ce sujet les travaux de Bazin (2), de Bouillaud (3) et de Delarroque (4).

Mais si nous suivons l'ordre chronologique, à mesure que la fièvre typhoïde se dessine de plus en plus nettement, qu'elle se sépare du typhus exanthématique, nous commençons à trouver des relations d'épidémie

(1) Eisenmann. Die krankheits familie der typhus. Erlangen, 1835.
(2) Bazin. Thèse de Paris, 1834.
(3) Bouillaud. Clinique médicale de la Charité, 1837, t. I. Nosographie médicale, 1846, t. III.
(4) Delarroque. Traité de la fièvre typhoïde. Paris, 1847.

plus ou moins bizarres, attirant l'attention des observateurs par leur caractère d'affections générales. Les unes sont de véritables fièvres typhoïdes, les autres doivent, à notre avis, rentrer dans certaines formes de pneumonies, de grippes ou même de simples bronchites.

C'est ainsi que Gibbes (1) décrit sous le nom de pneumo-typhoïde, une épidémie particulière que nous serions bien embarrassé de faire rentrer dans la pneumonie ou dans la fièvre typhoïde.

Les auteurs du Compendium de médecine, Monneret et Fleury (2) en 1846, dans leurs articles sur la fièvre typhoïde et sur les pneumonies compliquant les maladies aiguës, donnent déjà une bonne description de ces accidents, mais ils ne disent rien de ce que nous trouverons plus tard sous le nom de pneumo-typhoïde.

Il en est à peu près de même pour le traité pratique de la pneumonie de Grisolle (3); l'auteur fait une distinction excellente entre les pneumonies primitives et les pneumonies secondaires ou consécutives qui, suivant sa définition, sont des pneumonies se déclarant chez des individus déjà atteints de quelque affection aiguë ou chronique grave. Il donne également des documents très justes sur la pneumonie survenant dans le cours de la fièvre typhoïde, mais il ne donne qu'un aperçu sur les pneumonies à formes bâtardes, dont le début simule la fièvre typhoïde; évidemment pour lui, du reste, cette similitude n'est qu'apparente.

(1) Gibbes. On the typhoïd pneumonia. American Journal, 1842.
(2) Compendium de médecine, 1846, t. VII et VIII.
(3) Grisolle. Traité pratique de la pneumonie. Paris, 1846.

Foureau de Beauregard, (1) dans sa thèse, s'attaque surtout à une question de doctrine, il ne veut pas admettre la pneumonie franche dans la fièvre typhoïde ; suivant lui il n'y aurait jamais que de la pneumonie lobulaire.

Dietl (2) est un des premiers qui se serve de l'expression *pneumo-typhoïde*, en lui donnant à peu près le même sens que les auteurs actuels. En étudiant, en effet, la pneumonie comme complication de la dothiénentérie, après avoir parlé de celle qui survient dans le second ou le troisième septénaire, qui est de beaucoup la plus fréquente, il dit : « Il y a des typhiques qui, dès les premiers jours, présentent une pneumonie, comme si le processus intestinal se portait en tout ou partie sur les poumons. Ces pneumonies attaquent les lobes inférieurs, l'hépatisation est étendue, les signes physiques sont aussi nets que possible. Ce sont là les vraies pneumo-typhoïdes, dans le sens clinique du mot, et ce sont elles qui ont été décrites anciennement sous le nom de pneumonies nerveuses, et de nos jours sous celui de pneumonies typhiques. Le diagnostic en est souvent difficile, quelquefois même impossible. Dans quelques cas, on voit apparaître un léger exanthème, en même temps que la pneumonie, d'autres fois l'exanthème ne survient qu'après. Enfin, dans quelques cas, il n'y en a pas du tout, et le diagnostic n'est fait, et encore pas toujours, qu'à l'autopsie. »

(1) Foureau de Beauregard. Thèse de Paris, 1851.
(2) Dietl. Zur diagnose und therapie der typhus. Wiener Wochenschrift, 1855.

De ce passage, de ce qui le précède et de ce qui le suit, nous pouvons admettre que Dietl considère ces formes de fièvres typhoïdes ou de pneumonies, comme s'accompagnant toujours des lésions essentielles de la dothiénentérie ; il a évidemment en vue des fièvres typhoïdes présentant dès leur début une pneumonie.

Stromeyer (1), lui, est moins affirmatif : tout en reconnaissant, qu'il a toujours rencontré le pneumo-typhus combiné avec des lésions intestinales, il fait ses réserves, se basant sur les travaux de plusieurs auteurs et en particulier sur ceux de Stokes.

Barclay (2) est à peu près dans les mêmes idées que son compatriote Stokes : pour lui il n'y a qu'un typhus, mais les symptômes varient suivant les organes atteints. A l'appui de cette opinion, il relate, sous le nom de pneumo-typhus, une épidémie qui rappelle bien plus certaines épidémies de grippe que la fièvre typhoïde. Il ne rapporte, du reste, pas une seule autopsie.

En 1857, la même année où M. le professeur Lasègue (3) publiait une excellente revue critique sur l'état de la question de la doctrine de l'unité ou de la dualité du typhus et de la fièvre typhoïde, le professeur Béhier (4) fait une étude de la dothiénentérie à forme thoracique et attire l'attention sur le fait que cette forme parait dépendre beaucoup des épidémies et surtout de la constitution médicale.

(1) Stromeyer. Uber den Verlauf der typhus. Hannover Halin, 1855.
(2) Barclay. Leicestershire Assoc. medic. Journ. 1855.
(3) Lasègue. Etnde nosologique sur le typhus et la fièvre typhoïde. Archiv. gén. de méd., 1857.
(4) Béhier. De la fièvre typhoïde à forme thoracique. Arch. gén., 1857.

Bedfort Brown (1), publie, l'année d'après, la relation d'une épidémie survenue dans les pays chauds, et dont les symptômes rappellent à la fois ceux de la pneumonie et de la fièvre typhoïde. Mais le fait qu'il n'y aurait eu qu'une seule mort sur cinquante cas, et l'absence totale d'autopsie nous empêchent de la considérer comme une épidémie certaine de pneumo-typhoïde.

Jusqu'au mémoire de Kremer (2), paru en 1863, nous ne trouvons rien se rattachant directement à notre sujet; l'observation publiée par MM. Hérard et Gauchet (3) n'est qu'une observation de pneumonie à forme typhoïde. La relation de Kremer est intéressante, parce que l'auteur semble admettre la possibilité de la localisation dans certaines épidémies du poison typhique sur le poumon; et c'est ainsi qu'il fait suivant l'ordre d'apparition et l'intensité respective des symptômes pulmonaires ou intestinaux un pneumo-typhus primitif et un pneumo-typhus secondaire. Dans le premier, il n'y aurait pas de lésions intestinales.

Chédevergne (4), dans sa thèse, parle surtout de la congestion pulmonaire, pouvant être plus ou moins marquée, aboutissant dans les cas les plus intenses, à ce qu'il appelle l'*hémopneumonie*. Mais il admet parfaitement que la pneumonie franche, lobaire, puisse survenir pendant le cours de la dothiénentérie, et il en

(1) Bedfort Brown. Canstatt's Jahresbericht, 1858.

(2) Kremer. Der typhus inder Umgegend von Höchstenbach Canstatt's Jahresbericht, 1858.

(3) Hérard et Gauchet. Sur la pneumonie typhoïde. Union médicale, 1860.

(4) Chédevergne. De la fièvre typhoïde. Thèse de Paris, 1864.

rapporte un cas qui s'est produit pendant la convalescence de la maladie.

Jusqu'en 1875, où paraît un mémoire de Gherardt (1)
sur une épidémie de pneumo-typhoïde, nous ne trouvons rien de particulier à noter. Car Cazalis (2), dans sa
thèse, parle de la congestion pulmonaire, et pour lui
l'inflammation réelle du poumon est très rare; elle n'est
pas en outre une lésion dépendant de la dothiénentérie;
il la considère comme une « véritable complication qui
ne rentre pas dans le tableau de la fièvre typhoïde ».
Par pneumo-typhoïde Gehrardt entend des cas commençant par une pneumonie, mais au lieu de voir survenir une terminaison critique de l'inflammation pulmonaire, on voit se développer une fièvre typhoïde. Une
chose nous surprend dans la relation de son épidémie,
c'est la guérison de tous ses malades. Il nous semble
difficile de concilier l'existence de la fièvre typhoïde avec
une pareille bénignité. Et cependant ses malades ont
présenté, à son dire, l'augmentation de volume de la
rate, la roséole, la diarrhée et le météorisme caractéristique.

La thèse de Destais (3) a surtout pour but l'étude de
la pneumonie pseudo-lobaire; il désigne ainsi, d'après
les conseils de M. le professeur Charcot, ce que la plupart des auteurs avaient englobé sous le nom de pneu-

(1) Gehrardt. De la pneumonie typhique. Schmidt Jahrbücher,

(2) Cazalis. De la valeur de quelques phénomènes congestifs dans la dothiénentérie. Thèse de Paris, 1874.

(3) Destais. Considérations sur quelques accidents pulmonaires et sur la
pneumonie pseudo-lobaire survenant dans le cours de la dothiénentérie.
Thèse de Paris, 1877·

monie lobulaire ou catarrhale. Ce travail est fait, en grande partie, au point de vue anatomo-pathologique.

L'année d'après, nous trouvons dans la thèse de notre excellent collègue, le Dr Guillermet (1), une bonne étude des complications pulmonaires de la fièvre typhoïde.

Dans les travaux de ces dernières années, nous trouvons, pour ainsi dire, deux opinions en présence : la première admet que la pneumonie n'est qu'une simple complication de la fièvre typhoïde; c'est celle qui est soutenue dans la thèse de Castex (2). L'autre opinion cherche un rapport entre la lésion pulmonaire et le poison typhique. Les auteurs qui les soutiennent ont surtout en vue les pneumonies du début. Chez ces derniers nous trouvons quelques divergences : les uns affirment une action directe du poison typhique sur les poumons et semblent admettre la possibilité de pneumonies de nature typhique, sans lésions intestinales, alternant, au point de vue épidémique avec des dothiénentéries franches; ils reviennent ainsi directement à l'opinion de Gehrardt. Les autres sont moins affirmatifs et se contentent de comparer certaines pneumonies à forme typhoïde, avec les fièvres typhoïdes se compliquant ou débutant par une pneumonie, mais sans conclure à l'identité de nature (Lépine, Guido-Banti) (3). En admet-

(1) Guillermet. Complications pulmonaires de la fièvre typhoïde. Paris, 1878.

(2) Castex, Accidents pulmonaires de la fièvre typhoïde. Thèse de Paris, 1879.

(3) Lépine. Dict. méd. et chir. pratique. Article pneumonie, 1880.
Guido-Banti. De la pneumonie miasmatique. Arch. gén. de méd. 1880.

tant l'opinion des premiers (Barella, Ritter) (1), nous reviendrions presque aux classifications de Reil et d'Eisenmann surtout, qui faisait, comme nous l'avons vu, un pneumo-typhus, un iléo-typhus, un colo-typhus..., maladies de même nature, présentant toutes les symptômes que nous appelons typhoïdes, et ne différant que par la prédominance des accidents sur tel ou tel organe.

Nous aurons, du reste, à discuter et à étudier cette question dans la deuxième partie de notre travail.

CHAPITRE II.

ANATOMIE PATHOLOGIQUE.

L'examen macroscopique d'un poumon, atteint de pneumonie lobaire dans le cours de la fièvre typhoïde, présente le même aspect que celui d'une pneumonie lobaire aiguë.

La lésion est lobaire; dans toutes nos autopsies l'on voit un lobe entier de pris, la lésion s'arrête exactement au niveau des limites anatomiques des divisions du poumon. Si dans un cas (obs. XII), une portion seule-

(1) Barella. Notes sur la pneumonie miasmatique. — Bull. de l'Acad. de méd. de Belgique, 1877.

Ritter. Pneumotyphus oder typhoïse pneumonie. Revue des sciences médicales, vol. XVI, p. 533.

ment du lobe moyen était prise, le lobe supérieur, lui, l'était en entier.

Le tissu pulmonaire est pesant, résistant ; sa surface est tantôt parfaitement lisse, tantôt l'on peut retrouver l'impression des côtés (obs. II), quelquefois la plèvre présente un léger épaississement, pouvant atteindre une épaisseur assez considérable, surtout lorsqu'il y a en même temps de l'inflammation de la plèvre (obs. II). Si l'on fait une coupe, l'on obtient une surface nette, de coloration un peu variable, suivant l'époque où a succombé le malade ; cette surface est légèrement rugueuse, rappelant quelquefois par ses petits grains l'aspect du granit (obs. II, X et XII)). Dans quelques cas, la surface est tout à fait lisse, sans granulations (obs. IV), comme dans certaines pneumonies, celle des vieillards en particulier.

Si l'on coupe des fragments du tissu hépatisé, et qu'on les jette dans l'eau, on les voit gagner rapidement le fond du vase. Les fragments de poumon sont denses, ils ne crépitent plus ; par la pression l'on ne réussit pas à en faire sortir un liquide spumeux ; mais si l'on appuie le doigt un peu trop fort, on le voit pénétrer en déchirant les tissus, qui sont friables.

Dans les premiers jours, la surface pulmonaire présente une coloration rouge brun, mais plus on s'éloigne du début de la complication, plus la coloration pâlit et se rapproche du gris ; mais l'on arrive bien rarement jusqu'à l'hépatisation grise véritable. Ou bien le malade meurt trop tôt, ou bien s'il arrive jusque vers le sixième ou le septième jour, le poumon ne présente qu'une lé-

gère teinte grise. C'est un fait que Grisolle avait signalé;
en effet il avait remarqué que dans les pneumonies secondaires, la marche anatomique est plus lente que
dans les pneumonies primitives.

L'aspect microscopique correspond donc entièrement
aux descriptions de la pneumonie fibrineuse aiguë.
M. Cornil qui a pratiqué l'examen microscopique des
poumons des deux observations qu'il a publiées, les regarde comme présentant tous les caractères des pneumonies fibrineuses lobaires primitives. Voici la note que
nous a remis notre excellent collègue M. Leloir, après
l'examen microscopique du poumon de l'observation VII :

« De petits morceaux de poumon, après avoir été
placés dans l'acide picrique, l'acide osmique et l'alcool
absolu, et durcis d'après les procédés ordinaires, sont
détaillés en coupes minces. Ces coupes, colorées au
moyen du picro-carmin, de la purpurine ou de l'éosine,
permettent de constater que les alvéoles pulmonaires sont
remplies d'une quantité considérable de globules de pus,
englobés plus ou moins, comme on peut le constater,
dans un grand nombre d'alvéoles par de la fibrine à
l'état fibrillaire. En quelques points, l'exsudat qui remplit les alvéoles est principalement constitué par un
réticulum fibrillaire de fibrine, enserrant dans ses
mailles des éléments épithéliaux modifiés et des globules de pus abondants.

« En d'autres endroits de la coupe, le processus est
plus avancé, et les alvéoles sont remplies de fibrine à
l'état granuleux, de globules de pus granulo-grais-

seux et de cellules épithéliales granulo-graisseuses ou
en dégénérescence colloïde ou muqueuse. Il existe
même des alvéoles dont les parois sont désagrégées,
rompues, de telle sorte que les cavités alvéolaires s'ou-
vrent les unes dans les autres, pour constituer de petits
abcès microscopiques. Les vaisseaux sont distendus et
gorgés de sang.

« Dans un assez grand nombre d'alvéoles, l'on constate, au milieu de l'exsudat qui les remplit, de petits
points brillants, jaunes, au nombre de un ou deux par
alvéole. Ces petits points, ainsi qu'on peut le constater
à un grossissement assez fort, sont constitués par une
substance plus ou moins transparente, mamelonnée,
colorée en jaune par le picro-carmin, colorée en rouge
par la purpurine, non colorée en noir par l'acide osmique, insoluble dans l'éther, brillante et de nature
probablement colloïde. Toutefois cette substance, qui
n'est vraisemblablemeut qu'un produit de régression
de l'exsudat qui remplit les alvéoles, serait pour M. Ma-
lassez une espèce de matière grasse particulière. »

Que l'on se reporte maintenant à la description que
MM. Cornil et Ranvier (1) donnent de la pneumonie
fibrineuse primitive, et l'on ne trouvera pour ainsi dire,
à part quelques détails, aucune différence.

En conséquence, on ne peut douter de l'existence de
la pneumonie fibrineuse dans le cours de la fièvre
typhoïde. Sans nier son existence, la plupart des auteurs la regardent comme douteuse, ou tout au moins

______

(1) Cornil et Rauvier. Manuel d'histologie pathologique.

très rare; ainsi, M. le professeur Vulpian (1) a pu dire dans sa thèse d'agrégation : « D'une façon très générale, dans les pneunomies secondaires on observe d'ordinaire les diverses formes de pneumonies bâtardes, l'état fœtal, la splénisation et surtout la pneumonie lobulaire. »

Evidemment il faut examiner les poumons avec beaucoup de soin, sans quoi l'on pourrait très facilement regarder comme lobaire de la pneunomie pseudo-lobaire, qui comme nous le savons est lobulaire.

Tout en étant convaincu que toutes nos observations se rapportent à des pneumonies lobaires fibrineuses, nous nous sommes contenté d'intituler notre travail de la *pneumonie à forme lobaire*, parce que l'examen microscopique de la plupart de nos autopsies n'a malheureusement pu être fait et que nous ne nous sommes pas cru suffisemment autorisé à trancher cette question.

Le côté droit paraît être de beaucoup le lieu d'élection de la complication que nous étudions; c'est ainsi que sur les autopsies nous trouvons une seule fois une pneunomie double (Obs. IV), sept fois de la pneunomie à droite et seulement trois fois à gauche. Les lobes inférieurs sont aussi bien plus souvent pris que les supérieurs; sur ces onze cas, l'on trouve la pneunomie quatre fois aux lobes supérieurs et sept fois aux lobes inférieurs. Le lobe moyen, du côté droit, a été pris deux fois; dans ces deux cas, son voisin ou supérieur ou inférieur était envahi en tota-

____

(1) Vulpian. Des pneumonies secondaires. Thèse d'agrégation, 1860.

lité par la pneumonie, tandis que lui ne l'était que partiellement.

Ces chiffres et ces rapports n'ont rien qui doive nous étonner, dans la pneunomie franche primitive l'on trouve presque exactement les mêmes relations. D'après Grisolle, la pneumonie droite est à la pneumonie gauche comme 11 à 6, celle du lobe inférieur au supérieur comme 4 à 3. Si il y a une petite différence dans ces chiffres, elle n'est pas très considérahle, et sous le rapport du siège comme sous celui de l'aspect macroscopique et celui de l'aspect microscopique, la pneumonie lobaire de la dothiénentérie ne diffère presque donc en rien de la pneumonie aiguë primitive.

Les poumons ne présentent rien de bien particulier dans le reste de leur étendue; presque toujours il y a de la congestion, plus ou moins intense, mais qui se sépare nettement du foyer pneumonique. Les bronches et la trachée sont rouges et enflammées. Dans un cas (Obs. XIV), M. Cornil a trouvé des fausses membranes fibrineuses dans les bronches. La pleurésie peut coexister et se traduire à l'autopsie par des fausses membranes seulement, ou bien l'on trouve également un épanchement plus ou moins abondant.

Une de nos observations, la XIIe, présente un fait que nous ne devons pas laisser passer inaperçu. Soit la marche clinique, soit l'autopsie, ne permettent pas de douter que nous ayons affaire dans ce cas à une pneumonie fibrineuse, et l'on trouve à l'autopsie les ganglions bronchiques engorgés et tuméfiés. Quelle est la signification de ce fait? Faut-il le mettre au même ni-

veau que l'engorgement des ganglions mésentériques ?
Nous ne sommes guère disposé à l'admettre ; surtout
lorsque nous nous rappelons que dans la pneumonie
primitive l'on peut trouver les ganglions bronchiques
rouges, tuméfiés, quelquefois même suppurés.

Les autres lésions que l'on trouve à l'autopsie des
typhiques atteints de la complication pulmonaire que
nous étudions ne sortent pas de la règle ; les plaques
de Peyer sont tantôt plus, tantôt moins altérées ; mais
nous ne pensons pas que l'existence d'une pneumonie
modifie, en quoique ce soit, les altérations ordinaires
que subit l'organisme.

Si la pneumonie survient au moment de la convalescence de la dothénientérie (Obs. XV), l'autopsie ne
montre rien de différent de celles que l'on peut faire
pendant la période d'état de la maladie. Cependant, ce
serait dans ce cas où l'on pourrait trouver le plus facilement le foyer pneumonique transformé en véritable
collection purulente, car l'on comprend que le malade
puisse succomber beaucoup plus tardivement que lorsque la fièvre typhoïde est en pleine activité.

Voyons maintenant ce que nous donne l'examen de
nos quatre observations de pneumonie au début de la
dothiénentérie. Et par pneumonie du début, nous rappelons que nous entendons les fièvres typhoïdes débutant ou se compliquant dès leurs premiers jours d'une
inflammation pulmonaire ; nous mettons donc de côté
les pneumonies miasmatiques ou à forme typhoïde.

Les quatre observations que nous avons ne nous
paraissent pas laisser le moindre doute au point de vue

de la coexistence de la dothiénentérie et de la pneumonie lobaire. La XX° qui a été publiée par Griesinger, est
peut-être un peu incomplète, mais nous l'avons prise
telle quelle; c'est la seule qui présente une pneumonie
double, les lobes inférieurs sont pris de chaque côté et
présentent les lésions de la deuxième période, mais au
moment où elle va passer à la troisième, à l'hépatisation
grise. Dans les trois autres observations (XVII, XVIII
et XIX), où la mort est survenue du sixième au huitième
jour, nous trouvons deux fois de l'hépatisation grise,
une seule fois de l'hépatisation rouge, et chose curieuse,
qui est en contradiction avec ce que nous savons sur la
pneumonie primitive et avec ce que nous avons vu pour
celle qui survient pendant la période d'état de la fièvre
typhoïde, ces trois fois la lésion était à gauche. Quelle
est la raison de ce fait? Nous l'ignorons, et nous nous
demandons si le hasard ne doit pas être seul mis en
cause.

L'intestin, naturellement, dans ces pneumonnies du
début, ne présente que des lésions très peu avancées,
mais qui ne laissent pas de doute sur l'existence de la
fièvre typhoïde.

DEUXIÈME PARTIE

Pneumonie du début de la fièvre typhoïde.

(*Pneumo-typhoïde de quelques auteurs*).

I. — *Confusion des auteurs sur le terme pneumo-typhoïde.*
— « Lorsque la pneumonie lobaire survient tout à fait
au début de la fièvre typhoïde, il est quelquefois difficile
de distinguer si l'on a à faire, à une pneumonie idiopa-
thique ou si la pneumonie est secondaire, et si l'on se
trouve alors, devant un typhus abdominal. Ces cas for-
ment une partie de ceux que l'on a décrit sous le nom
de pneumo-typhus. Mais le plus souvent l'on a donné
ce nom à des pneumonies idiopathiques, asthéniques,
accompagnées de phénomènes typhiques, mais qui n'ont
rien à faire avec le typhus abdominal, et qui ne donnent point de difficulté de diagnostic à une observateur,
exact. » Telle est l'opinion de Liebermeister (1), nous ne

(1) Liebermeister. Abdominaltyphus. In Ziemssen Handbüch, 1876.

pouvons que nous y rattacher, en faisant pourtant, quelques réserves sur la facilité du diagnostic ; si elle existait autant que l'auteur allemand veut bien le croire, nous n'aurions justement pas cette confusion qu'il fait ressortir si nettement.

Les auteurs classiques admettent tous que, si la pneumonie lobaire survient surtout à la 2ᵉ ou à la 3ᵉ semaine de la dothiénentérie, l'on peut quelquefois la rencontrer également tout à fait au début de la maladie. Le plus souvent, le clinicien admet alors l'existence d'une pneumonie franche, et son diagnostic ne se trouve corrigé que par la marche de la maladie. Quelques auteurs ont désigné cette pneumonie du début sous le nom de *pneumo-typhoïde* : maheureusement il a été employé par d'autres pour désigner la pneumonie à forme typhoïde, et il prête ainsi à l'équivoque.

Grisolle (1), appelle pneumonie typhoïde les pneumonies primitives qui, en raison de certaines conditions plus ou moins connues, évoluent en présentant les symptômes typhoïdes ; mais évidemment, pour lui, elles n'ont pas la moindre relation avec la dothiénentérie, c'est une simple forme de la pneumonie. C'est la même opinion que nous retrouvons dans les articles du Compendium de médecine (2), dans les réflexions dont M. Hérard (3) fait suivre une observation qu'il publia avec le Dʳ Gauchet, dans le passage de Liebermeister que nous avons cité à la tête de ce chapitre, dans les travaux du

(1) Grisolle. Loc. cit, p. 410.
(2) Compendium de médecine. Lot. cit. vol. VII, p. 72.
(3) Hérard et Gauchet. Loc. cit.

professeur Lorain (1), dont nous tenons à citer l'opinion à propos d'une observation intitulée Pneumonie typhoïde » « La pneumonie affecte quelquefois les apparences de la fièvre typhoïde. Dans l'observation présente le diagnostic a été douteux au début, mais la courbe générale de la maladie aurait suffi à relever notre erreur. La chute brusque, profonde, définitive de la température après huit à dix jours, n'appartient qu'à la pneumonie. Quiconque a l'habitude des tracés graphiques reconnaîtra qu'il s'agit d'une pneumonie et non d'une fièvre typhoïde. On verra en outre combien les signes rationnels et classiques sont quelquefois trompeurs. » De ce passage l'on peut certainement conclure que Lorain, tout en intitulant son observation pneumonie typhoïde, ne croyait nullement avoir à faire à une fièvre typhoïde compliquée de pneumonie,

M. Bucquoy (2), dans une étude clinique des diverses formes de la pneumonie, se rattache tout à fait à l'opinion des auteurs précédents. C'est encore dans le même sens que le D' Floquet (3) se sert du terme pneumonie-typhoïde.

Parmi les auteurs que nous venons de citer, le dernier auquel nous pourrons ajouter le D' Guido-Banti (4), pensent que ces pneumonies à forme typhoïde sont de nature miasmatique et épidémique ; mais en somme,

(1) P. Lorain. De la température du corps humain et de ses variations dans les diverses maladies, 1877, p. 411.
(2) Bucquoy. Gazette des hôpitaux, 1879, p. 530.
(3) Floquet. De la pneumonie typhoïde. Thèse de Paris, 1879.
(4) Guido-Banti. Loc. cit.

aucun d'eux n'entend par pneumonie typhoïde, pneumo-typhoïde, une dotbiénentérie débutant par une
pneumonie.

Plusieurs auteurs allemands et quelques auteurs fran-
çais ont malheureusement employé cette dénomination
en lui donnant ce dernier sens. Un des premiers qui
l'ait fait est Dietl (1), puis vint Gehrardt (2). Le professeur
Lépine (3) en France, soit dans un article publié dans
la Revue mensuelle, soit dans son article du nouveau
Dictionnaire de médecine et de chirurgie pratique donne
également la même signification à ce terme. Aussi pour
éviter toute confusion, nous ne nous en servirons pas.
Si nous avions à nous prononcer sur la valeur à lui
donner, nous accepterions plutôt la première signification que la seconde, mais en somme nous aimons mieux
dire pneumonie du début de la fièvre typhoïde.

II. — Les faits qui ne laissent aucun doute sur l'existence d'une pneumonie au début d'une fièvre typhoïde
ne sont pas fréquents ; car, à part ceux où l'autopsie est
venue confrimer le diagnostic, il reste toujours une
certaine incertitude sur ceux qui se sont terminés par
a guérison.

Chomel (4) dans ses cliniques sur la fièvre typhoïde,
a donné une observation (obs. XXIV de notre travail)

(1) Dietl. Loc. cit.
(2) Gehrardt. Loc. cit.
(3) Lépine. Revue mensuelle de méd. et de chir., 1878.
    Nouv. dict. de méd. et de chir. Article pneumonie.
(4) Chomel. Leçons de clinique médicale, vol. I, 1834.

qu'il interprète comme une dothiénentérie développée au 7° ou 8° jour d'une pneumonie lobaire. Pour lui, la maladie typhique n'existait pas encore lorsque l'inflammation pulmonaire a commencé ; ce cas est bien intéressant, il pourrait servir de transition pour certains auteurs (Barella) entre la fièvre typhoïde et la pneumonie miasmatique ; pour nous, nous nous contenterons de l'interpréter comme le professeur Chomel.

Un auteur allemand, Heitler (1) a publié un cas à peu près semblable (obs. XXV). C'est celui d'un homme qui, convalescent d'une pneumonie, est emporté en 7 jours, au 10° jour de sa convalescence par une fièvre typhoïde.

L'observation la plus ancienne de fièvre typhoïde compliquée dès son début de pneumonie est due au Dr E. Raynaud (2). En lisant le compte rendu de l'autopsie on ne peut pas avoir le moindre doute sur la coexistence de ces deux affections. Griesinger (3), dans son traité des maladies infectieuses, en donne également un cas, mais très résumé (obs. XX). Nous en avons trouvé un qui nous a paru très net, dans la thèse de M. le Dr Castex (2) (obs. XIX) ; enfin grâce à l'obligeance de M. le D{e} Paul Lucas-Championnière, nous avons pu avoir quelques notes (obs. XVII) sur un cas qui s'est présenté dans le service de M. le professeur Jaccoud.

(1) Heitler. Deutsche, Archio f. Klin. med., 1874.
(2) Raynaud. Bull. de la Soc. anatomique, 1837.
(3) Griesinger. Traité des maladies infectieuses. Trad. de Vallin, 1877.
(4) Castex. Loc. cit.

Frey (1). a donné en 1845, un cas qu'il a intituté : pneumo-typhus primitif, mais les détails nous ont paru insuffisants pour le considérer d'une manière certaine comme une pneumonie au début d'une dothiénentérie. M. le professeur Lépine (2) a publié, en 1878, une observation qu'il a intitulée pneumo-typhoïde. Pour nous, ce n'est qu'avec une certaine hésitation que nous admettons dans ce cas l'existence d'une dothiénentérie, ne pourrait-on pas en faire un cas de pneumonie miasmatique où à forme typhoïde. Car, à part le fait que l'abattement était considérable et que la durée de la fièvre a été d'environ trois semaines, nous ne trouvons pas beaucoup de raison pour admettre l'existence de la dothiénentérie, et si l'on se reporte aux descriptions que les auteurs ont donné des pneumonies miasmatiques, l'on trouve bien des points de ressemblance avec l'observation de M. Lépine.

Voyons maintenant quels sont les documents que peuvent nous fournir l'histoire de quelques épidémies relatées sous le nom de pneumo-typhoïde. Gibbes (3) a publié la relation d'une épidémie qui ressemble à du typhus exanthématique ; l'auteur reconnaît du reste, lui-même que les signes de pneumonie manquaient souvent. L'épidémie que relate Barclay (4) ne paraît pas non plus pouvoir nous fournir des documents bien sé-

---

(1) Frey—Bericht über die Vorgkommene Typhusfalle.
    Canstatt's Iahresbericht, 1845.
(2) Lépine. Loc. cit.
(3) Gibbes. Loc. cit.
(4) Barclay. Loct. cit.

rieux ; ce qu'il y a de certain, c'est que l'on ne trouvait rien dans les poumons au début de la maladie. Il en est à peu près de même pour celle que décrit Bedford Brown (1); sur cinquante cas que cet auteur a observés il n'y a eu qu'un seul mort; comment concilier une pareille bénignité avec ce que nous savons de la dothtiénentérie ?

Cette dernière remarque pourrait aussi être faite sur le travail de Gehrardt (2) ; cependant, d'après sa description, on retrouve, une fois les signes de la pneumonie disparus, tous ceux de la flèvre typhoïde. L'on pourrait donc en conclure que, lorsque la dothiénentérie débute par une pneumonie, le pronostic est favorable.

III. — *Symptomatologie.* — Nous n'avons donc, comme faits certains, que quelques observations isolées et le travail de Gehrardt. Des quatre observations que nous avons rassemblées, la dix-neuvième présente un début des plus caractéristiques; l'on retrouve le point de côté et le grand frisson de la pneumonie primitive, tout évolue comme si l'intestin était indemne. Nous ne trouvons qu'une seule chose qui pouvait faire croire à une altération des plaques de Peyer : c'est le ballonnement du ventre. La température est celle d'une inflammation pulmonaire; dès le quatrième jour, elle est au-dessus de 40°. Il est rare que dans une dothiénenterie elle atteigne déjà une pareille élévation ; à partir de ce moment, elle

(1) Bedfort-Brown. Loc. cit.
(2) Gehrardt. Loc. cit.

se maintient entre 39,5 et 40. Le résultat de l'autopsie ne permet pourtant pas de douter de la coexistence d'une pneumonie lobaire et d'une fièvre continue.

L'observation XVII présente un début moins net, et, d'après le peu de notes que nous avons, nous serions bien embarrassé de fixer exactement le moment où a commencé la pneumonie ; mais il y a certaines limites qui nous paraissent probables : l'absence d'ulcération des plaques de Peyer nous permet de supposer que la mort a eu lieu, au plus tard, vers le quinzième jour, et la pneumonie existait ainsi, parfaitement caractérisée, dès le cinquième jour de la maladie ; à ce moment, le malade présentait surtout des signes d'inflammation pulmonaire, mais vers le huitième jour survint une éruption de taches lenticulaires. Quant à la température, à part le fait qu'elle se maintint excessivement élevée, elle ne présente à noter que sa hauteur extrême dès le sixième jour de la maladie (40°,8), et il nous semble difficile de ne pas admettre que la pneumonie est pour beaucoup dans cette élévation.

La pneumonie, dans l'observation de M. Raynaud (obs. XVIII), est certainement survenue plus tard que dans les deux cas dont nous venons de parler, mais elle devait exister dès le septième ou le huitième jour. La maladie, dans ce cas, présente surtout le début d'une dothiénenterie, et il est probable que pour ce malade il n'y a pas eu d'hésitation pour le diagnostic à porter sur lui. Nous noterons que la sensibilité du ventre et l'hébétude étaient assez marquées, tandis que les deux observations dont nous venons de parler (XVIII et XIX) présentaient des symptômes se rapprochant plus de ceux d'une pneumonie franche. L'on pourrait trouver l'explication de cette différence dans le fait que la pneumonie étant survenue plus tardivement, l'état typhique du malade avait eu le temps de se développer davantage.

M. Lépine (1) admet que dans son observation la pneumonie ne serait survenue qu'au bout de quelques jours (troisième ou quatrième probablement) ; il trouve que la persistance des phénomènes généraux et de l'élévation de la température, malgré la diminution considérable des phénomènes sthétoscopiques dès le second jour de l'entrée du malade à l'hôpital, semblent montrer que la pneumonie n'était pas la maladie principale. Si il y a eu une fièvre typhoïde dans ce cas, et nous avons déjà fait toutes nos réserves plus haut, l'on peut dire qu'elle a été des plus bégnine et relativement courte (21 jours au maximum et le malade aurait pu recommencer à manger dès le dixième jour sans inconvénient). Comme symptômes typhiques, nous ne trouvons qu'un peu d'abattement pendant quatre ou cinq jours, une diarrhée modérée, un peu de douleur de ventre ; mais il n'y a pas eu de taches rosées. Aussi l'auteur le reconnaît lui-même, et c'est ainsi qu'il dit : « On pourrait supposer que dans le cas où le poison typhique porte son action sur le poumon, la maladie est susceptible d'evoluer plus vite que si elle se passe dans l'intestin. »

Cette bénignité se retrouve dans l'épidémie qu'a re-

---

(1) Lépine. Loc. cit.

latée Gehrardt et qui a servi de thèse inaugurale à Garbagni : dans les six cas qu'il a observés, il a vu la maladie annoncée par un frisson, quélquefois répété ; en même temps surviennent le point de côté, la toux et les crachats caractéristiques d'une pneumonie ; les signes physiques ne sont généralement pas très intenses. Au bout d'une semaine, les accidents pulmonaires s'amendent, mais la chute de la température ne se produit pas, la rate grossit, la roséole, la diarrhée, le météorisme et l'aspect caractéristique de la dothiénentérie surviennent. Ces six cas se sont terminés par la guérison.

IV. — *Marche, terminaison.* — Si maintenant, après avoir analysé plus ou moins les observations que nous possédons sur les fièvres typhoïdes présentant une pneumonie dès le début, nous cherchons à tracer la marche de cette affection, nous voyons ceci : Un homme, généralement dans la force de l'âge, qui ressentait un peu de malaise depuis quelques jours, qui se plaignait d'inappétence, de diarrhée, voit son état s'aggraver en même temps que surviennent de la toux et de la dyspnée, ou bien il est pris subitement de frisson avec point de côté, et il est forcé de prendre le lit. Si on l'examine à ce moment, on lui trouve la peau chaude, le pouls fréquent, une température élevée (de 39 à 40°), la respiration est plus rapide que d'habitude, le malade se plaint de vertiges, d'un point de côté, la rate est augmentée, il y a un peu de diarrhée ; enfin, à l'auscultation on retrouve les signes physiques d'une pneumonie.

A ce moment, la maladie peut présenter deux évolutions différentes ; elle aboutit à la guérison : ce sont les cas de Gehrardt et de Lépine, et l'on voit simplement persister quelques phénomènes généraux jusqu'à la fin du deuxième ou troisième septénaire, tandis que les signes sthétoscopiques se sont considérablement amendés dès la fin du premier septénaire. Mais l'évolution n'est pas toujours si heureuse ; la mort peut survenir, et alors on voit les phénomènes s'aggraver de plus en plus ; tantôt ce sont les signes d'une lésion pulmonaire qui sont prédominants (obs. XIX), tantôt, au contraire, ils se sont un peu amendés et ont laissé la place à l'adynamie de la fièvre typhoïde (obs. XVII).

Lorsque la maladie aboutit à la mort, elle ne dure pas longtemps ; sur quatre cas, trois fois (obs. XVIII, XIX et XX) elle est survenue du septième au dixième jour, une seule fois elle ne se produisit que vers le quinzième jour (obs. XVII).

Pour nous, le pronostic est donc des plus sérieux ; il faudra le baser surtout sur l'état général du malade.

Comment faut-il considérer cette pneumonie ? Est-ce une simple complication, ou bien faut-il voir dans cette lésion pulmonaire une altération causée par le poison typhique lui-même ? Pour le moment, nous ne nous prononcerons pas, nous aurons, du reste, à revenir sur ce sujet plus loin.

V. — *Diagnostic d'avec la pneumonie à forme typhoïde.* — Lorsque l'on se trouve devant un malade présentant les symptômes que nous avons décrits plus haut, l'on peut faire deux hypothèses : a-t-on devant soi une pneumonie à forme typhoïde, telle que l'entend Grisolle, ou bien une fièvre typhoïde compliquée de pneumonie dès son début? En somme, l'on doit se demander comment évoluera la maladie : sera-t-elle terminée dans huit ou dix jours comme dans l'inflammation franche du parenchyme pulmonaire, ou bien durera-t-elle deux ou trois semaines comme une dothiénenterie? C'est là le point difficile du diagnostic, et qui, bien souvent, quoi qu'en dise Liebermeister, ne peut être résolu que par la marche de la maladie ou par le résultat de l'autopsie. Nous allons pourtant essayer de chercher s'il y a des signes qui puissent nous permettre d'émettre quelques probabilités au point de vue du diagnostic.

La pneumonie typhoïde rappelle par bien des points la dothiénenterie compliquée de pneumonie dès son début ; elle survient chez des individus fatigués, débilités, sous forme un peu épidémique, l'on retrouve quelquefois à son début des épistaxis, de la céphalalgie ; mais elle atteint plus facilement des vieillards que la dothiénentérie. Son début est quelquefois assez brusque, et les symptômes typhoïdes n'apparaissent qu'après un certain temps (Hérard) ; le ventre est en général plat, il y a bien rarement du météorisme (Floquet) ; pas de gargouillements dans la fosse iliaque (Barella), malgré une légère diarrhée jaunâtre. Les taches rosées font presque toujours défaut. Tels sont les signes qui doivent plaider en faveur de la pneumonie a forme typhoïde.

Un léger exanthème (Dietl), la congestion encéphalique et la faiblesse de la toux (Stromeyer) feront au con-

traire penser à une dothiénentérie. Malgré tous ces signes, le diagnostic restera bien souvent hésitant et ne
pourra être tranché qu'au bout d'un certain temps;
pour Chomel, l'intensité et la persistance des phénomènes fébriles, avec une affection locale mal dessinée
et peu étendue, lui ont fait porter le diagnostic de fièvre
typhoïde, diagnostic vérifié à l'autopsie. Lorain insiste,
lui, sur la marche de la maladie et sur la courbe de la
température; évidemment, il est difficile d'admettre une
fièvre continue, si l'on voit le thermomètre retomber à
la normale au bout de huit ou dix jours seulement. Pour
M. A. Robin (1), l'examen et l'analyse des urines pourrait dans quelques cas permettre de reconnaître une
pneumonie à forme typhoïde.

Ponr nous, nous croyons à une très grande difficulté
de diagnostic les premiers jours, et nous pensons qu'on
ne peut être fixé qu'au bout de quelques jours d'observation, à moins de cas exceptionnels.

1) A. Robin. Essai d'urologie clinique. Thèse Paris, 1877, p. 177.

TROISIÈME PARTIE

Pneumonie lobaire survenant pendant la période
d'état de la fièvre typhoïde.

CHAPITRE I.

ÉTIOLOGIE.

Dans nos observations de pneumonié survenue pendant le cours d'une fièvre typhoïde, nous ne relevons
pour ainsi dire aucune cause prédisposante de cette
complication si grave.

En comparant les diverses observations que nous
avons rassemblées, nous avons été cependant frappé
que, sur les 13 malades qui nous ont fourni des pneumonies lobaires, il n'y ait que deux femmes (Obs. VIII
et IX).

Y a-t-il une raison quelconque à ce fait, n'est-ce
qu'une simple coïncidence? Nous n'osons l'affirmer,
mais nous pencherions plutôt pour cette dernière opinion.

Comme antécédents, nous ne relevons rien de particulier ; dans aucune autopsie l'on ne trouve signalée l'existence de tubercules pulmonaires. Quant à l'âge, il correspond naturellement à celui où la fièvre typhoïde est la plus fréquente, c'est-à-dire de 18 à 30 ou 35 ans. Cependant il ne paraît pas tout à fait indifférent, car notre collègue Josias (1), dans l'étude qu'il a fait de la fièvre typhoïde, chez les personnes âgées, a pu dire : « L'examen des organes thoraciques reste presque toujours négatif, et, à part une bronchite légère, nous n'avons jamais constaté de graves lésions pulmonaires. »

Chez les enfants la pneumonie lobaire ne paraît pas comme l'on pourrait s'y attendre très fréquente, l'on rencontre surtout de la broncho-pnemonie. Rilliet (2) n'aurait rencontré la pnemonie lobaire que 4 fois ; Gerhardt (3) ne fait que mentionner son existence.

La fièvre typhoïde présente, comme l'on sait, très fréquemment des rechutes ; dans ces cas les phénomènes thoraciques sont le plus souvent atténués, et nous n'avons pas relevé dans le travail du Dr Guyard (4) sur la fièvre typhoïde à rechute, un seul cas où l'on ait observé une pneumonie lobaire.

Rien ne peut donc nous faire prévoir, lorsqu'un typhique se présente, s'il a plus ou moins de chance d'être atteint de pneumonie à forme lobaire. Les uns peuvent présenter dès le début de la maladie des signes

(1) Josias. De la fièvre typhoïde chez les personnes âgées. Thèse Paris, 1881.

(2) Rilliet. De la fièvre typhoïde chez les enfants. Thèse Paris, 1840.

(3) Gerhardt. Abdominal typhoïd, in Handbuch der Kinder-Krankheiten von Gerhardt, 1877.

(4) Guyard. De la fièvre typhoïde à rechute. Thèse Paris, 1876.

Gallissart.   4

de congestion pulmonaire plus marquée que d'habitude (Obs. II, IX et XII), une toux particulière (Obs. III), mais d'un autre côté, nous en voyons d'autres qui paraissent avoir leurs poumons comparativement indemnes, présenter la même complication (Obs. I, VI et VII). Dans une autre de nos observations (Obs. X) des vomissements porracés ont précédé l'apparition physique de la pneumonie.

Si le sexe, les antécédents, l'état du poumon,... ne nous donnent que des faits insignifiants sur la cause de l'inflammation pulmonaire, il semblerait à première vue que les diverses méthodes de traitement peuvent influer plus ou moins sur le développement de cette complication. Les bains froids ont été depuis longtemps incriminés, les affusions froides, l'enveloppement dans des linges mouillés ne sont pas regardés comme complètement inoffensifs.

Ce qu'il y a de certain, c'est que pour nos observations, qui viennent presque toutes des hôpitaux de Paris, l'on ne peut pas accuser les bains froids, car ils sont actuellement bien rarement employés; les malades des observations III et IV étaient traités par des lotions vinaigrées tièdes, celui de l'observation I, par l'enveloppement dans les draps mouillés. Du reste, les auteurs qui se sont le plus occupés des bains froids ne les proscrivent pas lorsqu'une pneumonie vient compliquer une fièvre typhoïde; ils pensent que l'abaissement de température produite par le bain froid, en donnant une nouvelle force au cœur, permettra au malade de lutter avec avantage contre cette complication (1). Brand prétend qu'aucun de ses malades traité par les bains froids avant le sixième jour n'a eu de pneumonie. Dans la discussion qui eut lieu en 1876 à la Société médicale des hôpitaux (2), la pluplart des orateurs ont été moins affirmatifs que les auteur allemands; c'est ainsi que M. Maurice Raynaud déclara qu'il croyait à la possibilité du développement des diverses pneumonies sous l'influence des bains froids. M. Féréol cite 2 cas; dans l'un, la complication pulmonaire ne survint que quatre jours après la cessation des bains froids (pour ce cas, l'influence du bain froid pourrait être discutée), dans l'autre, le mode de traitement paraît davantage en jeu : « Un jeune homme de 17 ans, au quinzième jour d'une fièvre traitée par les bains froids, est pris d'un violent frisson de deux heures, avec point de côté à droite, souffle tubaire, matité et égophonie aux deux bases. Mort au bout de cinq jours. »

Du reste ce sont les statistiques basées sur un grand nombre de cas qui peuvent seules nous renseigner, et si l'on considère celle de Betke (3) qui repose sur 1,420 cas, l'on voit que la pneumonie survint 2,9 pour 100 avant le traitement par l'eau froide et 3,5 pour 100 lorsque ce traitement était employé. Mais la mortalité présente une proportion inverse, c'est ainsi qu'elle est des 2|3 dans le premier cas et seulement de 1|2 dans le second.

(1) Jürgensen. Handbuch der respirations organen.
(2) Union médicale, 1876.
(3) Betke. Die complicationen des abdominal typhus in Caustatt's Jahresberuht, 1870.

Ces divers faits ne nous donnent donc aucun renseihnement sur la cause directe de la pneumonie lobaire.

Lo congestion hypostatique, l'engouement pulmonaire, l'hémopneumonie de Chédevergue, sont des phénomènes qui s'expliquent par un caractère essentiel de la fièvre typhoïde, par la tendance aux congestions passives. Mais l'on ne peut envisager de la même manière la pneumonie à forme lobaire, qui revêt dans la plupart des cas, au point de vue anatomo-pathologique, un aspect identique à celui de la pneumonie franche primitive. Pour ceux qui font de cette dernière affection une maladie locale reconnaissant souvent le froid comme cause, l'étiologie de la pneumonie survenant dans le cours de la dothiénentérie, doit rester à peu près la même. Mais tout le monde n'est pas de cet avis, l'école de Montpellier à toujours considéré la pneumonie comme une maladie générale à manifestation locale, dont les altérations pulmonaires seraient pour ainsi dire l'analogue des altérations des plaques de Peyer dans la diothiénentérie. Jürgensen (1) déclare que la pneumonie fibrineuse appartient au groupe des maladies infectieuses. En France, Bernheim (2) propage la même opinion Comment ces auteurs considèreront-ils la pneumonie lobaire de la fièvre typhoïde? En feront-ils une deuxième maladie infectieuse greffée sur la première? ou bien nieront-ils toute ressemblance soit clinique, soit anatomique? entre la pneumonie primitive et la pneumonie secondaire? Nous ne le savons.

(1) Jurgensen. Fibrinöse pneumonie. Ziemssen Hanbuch, 1877.
(2) Bernhein. Leçons de clinique médicale. Nancy, 1877.

D'autres auteurs (1), et s'il nous est permis de nous
prononcer c'est leur opinion que nous admettrions, veu-
lent distinguer deux sortes de pneumonie primitive,
l'une, maladie toute locale, ayant pour type la pneumonie a frigore classique; l'autre différant de la première,
surtout par son étiologie et un peu par ses symptômes,
de nature générale, c'est elle qui a été appelée pneumonie miasmatique, infectieuse, pythogénique, enfin
pneumonie typhoïde par quelques auteurs ; c'est elle qui
cause les épidémies de pneumonies admises par la plupart des auteurs, c'est elle enfin qui donne lieu à cette
confusion faite par bien des personnes entre la pneumonie à forme typhoïde et la pneumonie compliquant
le début de la dothiénentérie, ce qui fait que Lieber-
miester (2) a pu dire que « le plus souvent l'on a donné
ce nom à des pneumonies idiopatiques, asthéniques accompagnées de phénomènes typhiques et qui n'ont rien
à voir avec le typhus abdominal. »

Dans laquelle de leurs deux classes, ceux qui admettent deux pneumonies de nature diverse, feront-ils rentrer la pneumonie lobaire de la dothiérentérie! Si c'est
dans la première, dans la pneumonie maladie locale, le
plus souvent a frigore, il faudra l'envisager comme une
complication pure et simple; et si c'est dans la seconde
dans celle de la pneumonie maladie générale, ils se

(1) Bonnemaison. Pneumonies malignes. Union médicale, 1875.— Fried-
reich-Volkmann's Sammlung Klin-Vorträge, 1875.
(2) Liebermeister, Loc; cit.

trouvent bien rapprochés de l'opinion de Barella (1), qui comme nous le savons croit à une relation intime entre la pneumonie et la fièvre typhoïde.

Au point de vue de l'étiologie, la constitution médicale est des plus importantes : « Développée isolément chez tel ou tel malade, la forme thoracique peut se montrer aussi sous une apparence plus généralisée et retracer non une épidémie, comme on l'a dit trop souvent, par un abus véritable de ce mot, mais une constitution médicale particulière (2) ». Que ce soit un des caractères de l'épidémie ou une des conséquences de la constitution médicale régnante, comme le veut le professeur Béhier, le fait n'en existe pas moins. Les fièvres typhoïdes, qui se développent à une même époque, présentent toujours certaines analogies entre elles, tant sous le rapport de la gravité que sous celui des principaux symptômes. Ces faits sont vrais, non seulement pour la forme thoracique, mais aussi pour la pneumonie. Ainsi, comme nous le verrons, lorsque nous parlerons de la fréquence de cette complication, il y a des épidémies pendant lesquelles le poumon s'enflamme assez souvent, et par contre il y en a d'autres où l'on ne trouve pour ainsi dire aucun exemple de cette complication. Faut-il voir dans ce fait une simple coïncidence? Cela nous paraît difficile à admettre ; il faut donc chercher, soit dans la nature de l'épidémie, soit dans la constitution médicale régnante la raison de cette relation.

(2) Barella. Loc. cit.
(1) Béhier. Loc. cit.

Les mois d'hiver sont certainement ceux qui nous ont fourni le plus d'observations : cela serait en faveur de l'opinion qui regarderait la pneumonie lobaire de la dothiénentérie comme étant causée par le froid. Toutes les personnes qui ont un peu vécu dans les hôpitaux savent avec quelle imprudence l'on ouvre quelquefois des fenêtres à côté ou en face d'un lit occupé par un malade atteint d'affection aiguë. Que de fois l'on trouve un typhique découvert, ses couvertures et son drap repoussés loin de lui. De pareils accidents qui, dans les mois chauds de l'année, peuvent être sans inconvénients, ne pourraient-ils pas lorsqu'ils surviennent pendant la saison froide avoir une gravité toute exceptionnelle ?

Mais l'on ne doit pas s'exagérer l'importance que peuvent avoir ces faits; car s'il en était ainsi, l'on devrait tous les ans pendant les mois les plus froids, voir survenir des inflammations pulmonaires; or, jusqu'à présent, nous ne savons pas que cette coïncidence ait été signalée.

Il faut donc toujours en revenir à attribuer à la constitution médicale ou à la nature de l'épidémie régnante une importance toute particulière; importance qui ne peut que s'accroître, si l'on considère l'existence des pneumonies du début et les rapports entre la pneumonie et la fièvre typhoïde qu'ont signalés Ziemssen et Barella.

CHAPITRE II.

SYMPTOMATOLOGIE.

I. — *Début.* — La pneumonie à forme lobaire peut
survenir, comme nous l'avons vu, à différentes époques
de la fièvre typhoïde, nous avons déjà parlé de ces pneumonies qui surviennent tout à fait au début de la maladie et dont l'histoire n'est pas encore excessivement
claire. Rare, presque inconnue dans le premier septénaire, elle commence à apparaître à la fin du second et
atteint son maximum de fréquence du dix-septième au
vingtième jour. Ainsi voilà le tableau que nous donnent
quatorze de nos observations (I à XIV) :

9e	jour,	1 cas.
12e-13e	—	3 —
15e	—	1 —
16e	—	1 —
17e-20e	—	6 —
22e	—	1 —
25e-28e	—	1 —

Les signes qui annoncent l'inflammation du poumon
sont excessivement variables : tantôt nous retrouvons
presque le tableau complet du début d'une pneumonie
franche; tantôt, au contraire, c'est l'augmentation de la
prostration, une dyspnée un peu plus grande, qui peuvent mettre le médecin sur la voie du diagnostic. Enfin,

dans une troisième variété de cas, la pneumonie complètement insidieuse n'est révélée que si on la cherche soigneusement en auscultant tous les jours ses malades ; et encore l'autopsie peut quelquefois montrer que l'oreille a été en défaut et que la complication pulmonaire est survenue sans que le clinicien s'en doute.

II. — *Symptômes rationnels. Point de côté.* — Le début brusque, caractérisé par le point de côté, n'est pas fréquent (obs. II et X). Lorsque ce signe existe, il présente les mêmes caractères que dans la pneumonie franche ; mais il ne paraît pas atteindre la même acuité, c'est plutôt une douleur sourde siégeant du côté attaqué, une sensation de gêne de la respiration. La rareté de ce signe et son peu d'intensité sont des phénomènes faciles à comprendre, en effet, les facultés sont déjà tellement émoussées par le poison typhique, que le malade réagit bien moins vivement que l'homme sain : cela est si vrai, que des deux malades qui ont présenté ce signe, l'un d'entre eux (obs. X) était très peu affaissé.

Lorsqu'il existe, du reste, le point de côté ne dure pas ; généralement dès le deuxième jour de la pneumonie, les malades ne s'en plaignent plus.

II. — *Du frisson.* — Le frisson est certainement un symptôme que l'on n'observe pas souvent : c'est ainsi que nous ne le trouvons mentionné que dans deux de nos observations, dans la dixième, où du reste le début de la pneumonie est si net, et dans la quatrième. Dans cette dernière, notre malade présenta deux fois ce phénomène, la première fois dans la nuit du 5 au 6 janvier, la seconde dans celle du 6 au 7 ; à l'autopsie, l'on trouva deux foyers de pneumonie d'aspect différent, et l'on peut ainsi considérer chacune de ces pneumonies comme annoncée par ces deux frissons différents et prolongés. Cependant nous n'avons nullement l'idée de considérer un frisson qui survient dans le cours d'nne dothiénentérie comme caractéristique de la complication pulmonaire que nous étudions.

III. — *De la température.* — A côté du frisson, et pour ainsi dire en regard de ce phénomène nous allons étudier la température. Que dit le thermomètre au moment où survient une pneumonie? Pour la plupart des auteurs (1), lorsque la température paraît modifiée, elle l'est par une élévation. C'est ainsi que Wunderlich a pu dire : « Dans le plus grand nombre de cas, l'apparition d'une pneumonie, dans le cours d'une autre maladie, se traduit par une élévation notable de la température. » Cependant nous allons voir que dans plusieurs de nos observations où le début de la complication est assez net, c'est un phénomène contraire qui se produit. Du reste, le Dr de Cérenville (2) avait déjà mentionné la possibilité de ces chutes de la température, mais il les

(1) Zimmermann. Deutsche Klinik, n° 45 et 46, 1852.
   Wunderlich. Arch. der Heilkunde, vol. III, 1862.
   Castex. Thèse Paris, 1879.
   P. Lorain. Loc. cit. vol. II.
(2) Cérenville. Observ. cliniques sur la fièvre typhoïde. Zurich, 1868.
(3) Nous avons considéré comme stationnaires, les températures qui ont présenté des variations inférieures à un degré.

considère évidemment comme rares et exceptionnelles.

Si nous examinons nos quatorze observations, nous pouvons tout de suite en éliminer cinq (obs. I, VII, VIII, IX et XII), où l'on peut considérer la température comme restée stationnaire, quoique ce fait se trouve en contradiction avec l'opinion de Wunderlich, que nous avons citée plus haut. A ce premier groupe, nous joindrons l'observation III, où l'abaissement de la température se confond avec le collapsus final. L'autopsie dans ce cas montra l'existence d'une lésion pulmonaire, datant de deux à trois jours au moins, et la courbe thermométrique ne présente rien de remarquable pour ces jours correspondants. Dans l'observation VI, il y a un élément de doute qui nous empêche de la classer d'un côté ou de l'autre ; le matin du jour où l'on trouve la pneumonie, la température est basse (38°, la veille elle était de 39°), mais le malade avait pris des lavements phéniqués. Le soir, au moment où l'on trouve les signes physiques de la pneumonie que rien n'avait fait soupçonner le matin, le thermomètre marquait 40,6 ; aussi nous aimerions mieux considérer ce fait comme un cas où la complication pulmonaire est venue accroître la température. Cependant la chose pourrait être discutée, c'est ainsi que bien souvent l'on ne peut pas trouver les signes physiques d'une pneunomie franche dès son début. Dès le matin le malade présentait un *état voisin du collapsus*, et nous verrons plus loin l'importance de ce phénomène comme symptôme de la pneunomie ; enfin les lavements phéniqués continués les jours suivants (4 et 5 janvier), [n'ont pas ramené cet abaissement si considérable du 3 janvier au matin ; l'on pourrait donc admettre, sans être trop exagéré, que cet abaissement coïncide avec le début de la pneumonie.

L'observation V présente un abaissement de 2°, mais dans ce cas, il faut faire la part de l'hémorrhagie intestinale qu'a présentée ce malade, de sorte qu'il ne nous reste plus que les observations II, IV et X. Voyons ce qu'elles nous donnent. La première nous donne, le jour où l'on trouve la pneumonie, un abaissement de 1° sur la température de la veille. Notons en passant que le début de cette complication n'a pu être douteux dans ce cas, car c'est un des rares où l'on ait observé le point de côté. Dans l'observation IV, nous remarquons deux abaissements : le premier de 2, le second de 3°, correspondant à deux frissons et l'autopsie nous révéla deux foyers distincts de pneumonie; l'un de ces foyers avait, du reste, été reconnu par l'auscultation. L'abaissement de température est général et n'atteint pas seulement la périphérie. En effet cette observation nous montre que si le 7 janvier la température axillaire était de 36,4, la température rectale présentait un abaissement tout aussi considérable : 37,4.

La courbe de l'observation X ne permet pas non plus de douter de l'abaissement de température coïncidant avec le début de la pneumonie. Ici la chute de la colonne thermométrique n'a été que de 1°, si on compare la température du 17 mai au matin avec celle du 16 au même moment.

Ainsi en résumé, toutes nos observations montrent ou bien un état stationnaire de la colonne thermométrique au moment du début de la pneumonie, ou bien une dépression.

Ici vient se poser la question suivante: l'abaissement est-il la cause de la pneumonie ou bien n'en est-il que la conséquence, qu'un symptôme? Evidemment, nous nous rangeons à la seconde opinion, car s'il était la cause, nous devrions le retrouver dans presque tous les cas où la température serait prise régulièrement. Il est aussi un autre fait, qui nous porte à admettre l'abaissement de température, comme pouvant être symptomatique du début d'une pneumonie. En 1879, M. le professeur Bouchard (1) a eu l'occasion de prendre la température soit axillaire, soit rectale, d'un malade, pendant le frisson initial de la pneumonie (obs. XXIII), il trouva 36,2 et 36,9. Le lendemain la température atteignait 39,2 et ce ne fut que le surlendemain que les signes physiques de la pneumonie furent perceptibles.

(1) C. Bouchard, Société clinique de Paris 1879 : — « J'ai été assez heureux pour observer un pneumonique tout à fait au début des accidents : c'était un infirmier de Bicêtre, un vieillard qui prit froid en nettoyant les cours de l'hôpital. Au moment où le frisson se produisit, on releva la température axillaire, il y avait un abaissement de température et non une élévation comme on pouvait le supposer. La pneumonie qui suivit ce frisson évolua avec sa marche classique et le neuvième jour le malade était guéri. Ce frisson initial, sur lequel j'appelle l'attention de la Société, n'a jamais été observé, que je sache, au point de vue de ses rapports avec la température ; on sait que la pneumonie s'accompagne d'une élévation rapide, soudaine de la température, et assimilant cette maladie, à ce qui se passe au point de vue thermique de la fièvre intermittente, on pouvait croire qu'au moment du frisson, il y avait déjà élévation de température. Le fait qu'il m'a été donné d'observer prouve le contraire, mais je dois ajouter que le malade dont je parle avait été exposé au foid, et que cette réfrigération externe a peut-être été pour quelque chose dans l'abaissement de température; dans tous les cas, la pneumonie a évolué à partir de ce

Personne ne mettra en doute dans ce cas que le frisson ne fût le premier signe de la pneumonie; ne peut-il pas en être de même pour une pneumonie survenant pendant le cours d'une dothiénentérie ? Evidemment nous sommes loin de prétendre qu'un abaissement de température au cours de cette maladie doive toujours faire penser à une complication pulmonaire, il suffit pour se convaincre du contraire de relire le chapitre de la thèse d'agrégation de M. Hutinel (1) sur les températures basses dans la fièvre typhoïde; l'on voit que la dépression thermométrique passagère peut se rencontrer dans les cas de diarrhée intense, d'hémorrhagies nasales ou intestinales, de perforations intestinales, de myocardite, de péricardite, etc.., (2). Des maladies plus éloignées, et qui certes ne peuvent pas être regardées comme des complications dépendant de la fièvre typhoïde, traduisent également leur apparition par une dépression de la courbe thermométrique. Friedlander (3) l'a signalé en 1867 pour le choléra. Enfin quelquefois, l'on voit survenir des chutes de la température avec collapsus in-

moment, c'est-à-dire du frisson initial. Mon interne, M. de Marignac, m'a communiqué une observation qui peut être rapprochée de celle que je viens de soumettre. Un malade du service de M. Féréol fut atteint de pneumonie pendant le cours d'une fièvre typhoïde. Le début de cette complication fut accusé aussi par un abaissement de température. En se basant sur ces deux courbes thermométriques, on peut se demander si la pneumonie à l'inverse des autres maladies à frisson initial ne s'accompagn pas au début d'un abaissement de température. »

(1) Hutinel. Des températures basses centrales. Thèse d'agrégation, 1880.

(2) Petitfour. Thèse de Paris, 1877.

(3) Friedlaüder. Arch. der Heilkunde, 1867.

tense, sans qu'aucune complication directe ne soit en
jeu, c'est ce que Wunderlich a appelé les *abaissements
thermiques proagoniformes.*

De cet exposé, nous nous croyons autorisé à conclure
que : *le début d'une pneumonie à forme lobaire, survenant
dans le cours d'une fièvre typhoïde et pendant sa période
d'état, influe peu sur la courbe thermométrique, ou bien produit une chute plus ou moins marquée de la température,*

Voyons maintenant si la complication pulmonaire
produit quelques modifications dans la marche ulté-
rieure de la température. Les auteurs nous donnent
peu de renseignements; tous reconnaissent que l'inter-
vention d'une complication aussi grave que la pneumonie à forme lobaire peut modifier profondément la
courbe thermométrique.

Nos diverses observations ne paraissent pas pouvoir
nous donner des renseignements bien nets sur ces
modifications. La question, du reste, est évidemment
bien compliquée ; c'est ainsi qu'il ne faut pas négliger
de faire entrer en ligne de compte l'époque où se développe la pneumonie ; ainsi personne ne voudra assimi-
ler la courbe d'une pneumonie survenant au moment
de la convalescence, à celle qui est survenue pendant la
période d'état, alors que le thermomètre se maintenait
autour de 39 ou de 40°.

Parmi les cas que nous possédons, l'observation 1
est une des seules qui se termine par la guérison, survenue au dix-neuvième jour de la maladie générale et
au dixième de la pneumonie ; dans ce cas, dès le sixième
jour de la complication la température était redevenue

normale, sans avoir dépassé celle que l'on peut trouver aux mêmes jours d'une fièvre typhoïde simple. Parmi nos autres observations la neuvième se termine également par la guérison, malheureusement nous n'avons pas pu avoir le tracé régulier de sa température, d'après les renseignements qui nous ont été communiqués, elle ne paraît pas avoir été modifiée d'une manière considérable.

Nous rapprocherons de ces deux cas, l'observation II; en effet la température est restée ce qu'elle était avant le début de la complication, variant entre 38,5 et 39,5, mais il est plus que probable que ces températures élevées ont été prolongées par la pneumonie; car, à l'autopsie, l'on peut voir que les lésions intestinales en étaient déjà à la période de réparation. Ainsi, dans ce cas, il y a eu surtout de la prolongation de l'hyperthermie.

Les observations IV, V, VI, VII et VIII, qui se terminent toutes par la mort, sont les seules qui nous fournissent un tracé complet, elles présentent toutes les cinq une élévation marquée de la température, élévation graduelle, atteignant en moyenne 40° dans l'aisselle; peut-on dire qu'elle augmente à mesure que l'on s'éloigne du début de la pneumonie? On pourrait le croire, si l'on s'en tenait à nos cinq observations, mais nous sommes les premiers à déclarer que ce nombre est bien insuffisant pour en tirer une pareille conclusion. Voici le tableau que donnent ces observations:

Observation	IV.	Jour de la mort	2	Temp. rect.	40,1 (1).
—	VII.	—	2	—	39,7
—	VIII.	—	3	—	40°
—	VI.	—	4	—	40°
—	V.	—	5	—	40,8

Quant à l'époque où la pneumonie s'est développée, elle ne paraît pas avoir la moindre influence sur la marche de la température.

Dans l'observation de M. Cornil (X), la température se maintint élevée, autour de 39°, mais à un niveau bien inférieur à ce qu'elle était avant le début de la pneumonie.

Pouvons-nous tirer quelque conclusion de l'étude que nous venons de faire ? bien peu il est vrai ; cependant, ce qu'il y a de certain, c'est que la plupart du temps *la température présente une augmentation ou bien tend à rester stationnaire.*

V. — *Le pouls.* — D'après tous les auteurs, le pouls devient plus fréquent au moment où commence une pneumonie (2). Pour M. Destais (3) il deviendrait non seulement plus fréquent, mais aussi plus fort. Dans nos deux observations où nous avons le tracé régulier du pouls (obs. III et IV) nous le voyons augmenté, se tenant

(1) Les températures de deux de nos observations étant prises dans l'aisselle, nous les avons transformées, en température rectales pour la comparaison, en les augmentant de 0,7. (Obs. IV. T. ax., 39,4 = 40,1 T. rect. Obs. VIII : T. ax. 39 = 39,7 T. rect.).

(2) Monneret et Fleury. Compendium de médecine, vol. VII, p. 68 Grisolle. Traité pratique de la pneumonie.

(3) Destais. Loc. cit., p. 8.

entré 100 et 120 pulsations, quoique dans ces cas la pneumonie ne se soit pas développée bien tardivement ; mais dans ces deux cas nous avons noté un pouls presque insensible, très faible. L'observation VI est curieuse, elle montre à un certain moment une marche inverse entre la température et le pouls ; tandis que la courbe formée par la première présente deux rémissions subites, celle du pouls montre au contraire une tendance croissante à s'élever, et en tous cas ne présente pas de rémissions subites au moment des chutes de la colonne mercurielle. Cette augmentation du pouls peut trouver son explication naturelle dans l'accroissement de la température et dans les difficultés nouvelles qui viennent réagir sur le cœur et gêner la circulation.

VI. — *Respiration, toux et crachats.* — La respiration d'après les auteurs subit une gêne plus ou moins considérable et une augmentation de fréquence. Le malade se plaint d'une difficulté à respirer, d'un sentiment d'oppression, et si l'on compte les mouvements respiratoires on les trouve augmentés de nombre. Il semblerait que ces deux symptômes, dyspnée et respiration accélérée, devraient être en rapport avec l'étendue de la pneumonie ; d'après Grisolle il n'y aurait pas une pareille relation, c'est ainsi qu'il dit dans son Traité de la pneumonie : « Dans les pneumonies secondaires, l'intensité de la dyspnée et la fréquence de la respiration ne sont pas proportionnées à l'étendue de la lésion pulmonaire. » Quant à Laënnec (1), il va jusqu'à dire : « Le plus

(1) Laënnec. Traité de l'auscultation. Edit. de la Faculté, p. 316.

souvent aucune gêne notable de la respiration, aucune expectoration, aucun, enfin, des symptômes ordinaires de l'inflammation des poumons ne réveille son invasion. »

Du moment où la pneumonie est établie, elle se manifeste par de la dyspnée et de l'augmentation du nombre des respirations ; tantôt ces deux phénomènes se présentent simultanément, tantôt au contraire l'on ne trouve que l'un d'eux. Enfin, quelquefois, la respiration ne parait nullement modifiée, comme dans certaines observations où la pneumonie n'est reconnue qu'à l'autopsie ; par contre on peut trouver l'inverse, tel est le cas de notre observation XII, où la dyspnée devint extrême.

La toux n'atteint jamais une bien grande fréquence, en tout cas elle n'augmente pas au moment où débute la pneumonie, elle reste ce qu'elle était auparavant (Monneret et Fleury, Grisolle, Foureau de Beauregard, Stromeyer). Est-ce à cause de l'affaissement apporté à l'organisme par le poison typhique ? Cela se peut.

Les crachats prennent rarement la teinte de rouille, d'abricot, etc...; pour Grisolle on ne les trouverait ainsi qu'une fois sur sept. Foureau de Beauregard, dans sa thèse, déclare qu'il n'y a jamais de sang dans les crachats des typhiques atteints de complication pulmonaire. Cette affirmation nous semble bien exagérée. L'expectoration caractéristique de la pneumonie est, il est vrai, rare dans la gastro-entérite, mais elle a été signalée par la plupart des auteurs, et elle existe ; seulement il faut se rappeler que même l'expectoration simple n'est pas fréquente dans le cours de cette maladie, quoiqu'il y ait toujours plus ou moins de congestion pulmonaire.

VII. — *Percussion et auscultation.* — Si le frisson et le point de côté sont rares comme symptômes rationnels de la dothiénentérie, il n'en est pas tout à fait de même pour les signes physiques fournis par l'auscultation et la percussion. Cependant, il est des cas où, quoique l'on ait sérieusement examiné son malade tous les jours, l'on ne trouve qu'à l'autopsie la complication pulmonaire.

Les classiques signalent tous la matité, le souffle tubaire et le râle crépitant. Nous retrouvons tous ces signes dans nos diverses observations; quelques-unes d'entre elles se contentent de mentionner les signes physiques de la pneumonie (obs. IV, V, VIII et XI), les autres sont un peu plus détaillées; le souffle tubaire et la matité sont mentionnés le plus souvent, puis viennent le râle crépitant (obs. I, IX et XII) et la bronchophonie. Il est probable que si l'attention des observateurs avait été dirigée sur ce point, les signes fournis par l'auscultation et la percussion seraient presque toujours retrouvés et notés.

Chez deux de nos malades (obs. 4 et 7), les signes physiques de la pneumonie ne sont devenus perceptibles que le second jour. Il n'y a là, du reste, rien d'étonnant; que de fois, chez le vieillard et même chez l'adulte, l'on n'arrive que le second ou même le troisième jour à pouvoir trouver une pneumonie que l'on soupçonnait pourtant à cause d'autres phénomènes présentés par le malade.

VIII. — *Phénomènes généraux.* — Ces phénomènes généraux, qui peuvent, en survenant chez l'individu en santé, faire soupçonner une pneumonie, quoique voilés chez le typhique, n'en existent pas moins. C'est ainsi que les auteurs du Compendium de médecine pratique ont pu dire : « La face s'altère et pâlit ; souvent aussi la langue et les lèvres se sèchent, s'encroûtent, et le sujet tombe dans un état adynamique. » La prostration, l'adynamie se retrouvent dans toutes nos observations détaillées, et lorsque la pneumonie survient avant la convalescence, elles ont, quelquefois, précédé les signes physiques et sont survenues en même temps que le point de côté et le frisson. Cet abattement peut être plus ou moins intense ; c'est ainsi que s'il manque dans l'observation I, il atteint le collapsus complet dans les observations III, IV et XI. Il va en général en augmentant, jusqu'au moment où la mort survient. La guérison se trouve ainsi annoncée par la disparition ou la diminution de ce symptôme si grave. A la prostration se joint quelquefois du délire, généralement peu intense (obs. II et VI) ; le malade de l'observation XII a présenté pour ainsi dire du délire prémonitoire : il a précédé la prostration et les signes physiques de la pneumonie.

IX. — *Sang.* — Le sang ne paraît pas présenter des variations jusqu'à présent bien appréciables. M. le professeur Brouardel (1) qui a étudié les variations de la proportion des leucocytes aux diverses périodes de la dothiénenterie, a remarqué que, s'il survenait une complication de nature inflammatoire, l'on voit le nombre des leucocytes augmenter brusquement et croître en raison directe de la durée et de la gravité de l'inflammation.

X. — En résumé, nous voyons que la pneumonie à forme lobaire, survenant dans le cours de la fièvre typhoïde, s'annonce par un frisson ou un point de côté, presque toujours par de la prostration, et, si alors on ausculte son malade, on retrouvera le plus souvent quelques-uns des signes caractéristiques de l'inflammation pulmonaire.

Les symptômes propres de la dothiénenterie se trouvent-ils modifiés par l'apparition de la pneumonie? Ils sont augmentés; cependant l'on a vu quelquefois les phénomènes abdominaux diminuer un peu d'intensité. Dans un cas (obs. X), nous voyons des vomissements verdâtres disparaître le jour où débute une pneumonie.

(1) Bonne. Thèse de Paris, 1876.

CHAPITRE III.

MARCHE. — DURÉE. — TERMINAISON ET FRÉQUENCE.

La marche de la pneumonie à forme lobaire survenant pendant la période d'état de la gastro-entérite est, au point de vue clinique, assez rapide, c'est-à-dire qu'elle aboutit rapidement à une terminaison heureuse ou malheureuse. Au point de vue anatomique, il n'en est peut-être pas tout à fait de même, c'est ce qui fait que Grisolle (1) a pu opposer la marche des pneumonies secondaires à celle des pneumonies primitives. Comme nous l'avons vu à la symptomatologie, ce qui frappe le plus chez les typhiques atteints de cette complication pulmonaire, c'est l'augmentation de la prostration et quelques troubles de la respiration.

Lorsque la maladie se termine par la mort, l'on voit l'abattement augmenter de plus en plus et aboutir assez souvent au collapsus. Le délire, mentionné quelquefois au début, ne persiste pas ; du reste la mort ne se fait pas longtemps attendre, et si nous examinons nos observations, nous les voyons fournir le tableau suivant :

(1) Grisolle. Loc. cit.

Mort au bout de 2 jours.	Observ. III, VII.
— 3 —	— IV, VIII, XI et XII.
— 4 —	— VI.
— 5 —	— V et X.
— 7 —	— II.

Ainsi, sur dix cas mortels, dans près de la moitié des cas, la mort est survenue au troisième jour.

Si la maladie se termine favorablement, l'on voit tous les symptômes s'amender; la prostration disparaît, et il en est de même pour les phénomènes sthétoscopiques. Nous n'avons que deux observations présentant cette terminaison favorable (Obs. 1 et 9); dans la première, les phénomènes sthétoscopiques ont persisté pendant environ 9 jours; mais, dès le cinquième jour de la pneumonie, la température a présenté une chute brusque, exactement comme dans la pneumonie primitive. Dans la neuvième observation, l'inflammation pulmonaire a duré 7 jours; l'on a pu voir chaque jour diminuer les phénomènes sthétoscopiques. Ces deux chiffres, 7 jours et 9 jours, concordent parfaitement avec la durée de la pneumonie franche; peut-être sont-ils un peu plus forts, mais il ne faut pas évidemment s'en étonner. Qu'y aurait-il de plus naturel que l'atteinte, que l'organisme subit déjà de la part du poison typhique, ne vienne ralentir la résorption de l'exsudat pulmonaire.

La pneumonie à forme lobaire a toujours été considérée comme une complication rare de la fièvre typhoïde, mais il est certain qu'assez souvent on n'en voit pas les cas survenir isolément dans un service hospitalier. L'on pourra rester quelquefois un an, deux ans, sans en rencontrer ; puis, tout d'un coup, on les verra se succéder les uns aux autres. C'est ce qui est arrivé dans le service de M. le D' Dreyfus-Brisac, qui en a rencontré cinq cas dans les quatre premiers mois de l'année 1881. Pendant notre internat à l'hôpital Lariboisière, dans le service de M. Féréol, nous en avons vu deux cas survenus tous deux dans la même semaine du mois de janvier, sur environ quarante fièvres typhoïdes qui sont entrées pendant l'année 1879. Quel est la cause de ces faits? Nous l'ignorons ; l'on ne peut qu'invoquer le génie épidémique de la fièvre typhoïde ou la constitution médicale régnante, circonstances dont nous avons signalé l'importance dans notre chapitre étiologique.

L'on ne peut donc se baser sur ces faits pour établir une statistique de la fréquence de la pneumonie lobaire, car l'on aurait certainement des chiffres ou trop forts ou trop faibles. Il faudrait pouvoir réunir une statistique se basant sur une période de plusieurs années. Notre statistique nous donne 2 cas sur 40 ou 5 p. 100. M. Cornil (1), sur 25 dothiénenteries observées en 1879 dans son service à l'hôpital Saint-Antoine, a eu 2 cas de pneumonie lobaire, qui ont guéri toutes deux ; il a ainsi la proportion de 8 p. 100. Betke (2), qui a publié en 1870 un excellent travail basé sur 1,420 fièvres typhoïdes échelonnées sur une période de 4 ans (1865 à 1868), donne la proportion de 3,6 p. 100. Les auteurs plus an-

(1) Cornil. Relevé des fièvres typhoïdes observées pendant l'année 1879 à l'hôpital Saint-Antoine. Journ. des Connais. médicales, 1880.
(2) Betke. Die complicationen der abdominal typhus. — Deutsche Klinik, 1870.

ciens, tels que Louis (1) et Grisolle (2), donnent des chiffres beaucoup plus forts, et qui par cela même ne nous paraissent pas pouvoir être admis; ils englobent, du reste, la broncho-pneumonie dans la pneumonie lobaire. C'est ainsi que Louis dit avoir rencontré chez le sixième de ses sujets l'inflammation pulmonaire; seulement il reconnaît lui-même que dans la plupart des autopsies où il y avait de l'inflammation pulmonaire, elle était « *le plus souvent lobulaire* ».

Nous ne pouvons donc faire rentrer ces chiffres dans notre statistique. Grisolle ne distingue pas non plus nettement les diverses complications pulmonaires, c'est ainsi qu'il dit : « La pneumonie qui complique la fièvre typhoïde, se montre assez souvent sous forme de noyaux disséminés; c'est du moins ce que j'ai rencontré sur près du septième des sujets. »

Il réunit évidemment dans ce nombre les pneumonies lobulaires et lobaires. Du reste, il nous semble, que comme Louis, il ne donne que des chiffres basés sur des autopsies, et il laisse par conséquent de côté toutes les pneumonies qui ont pu guérir.

En résumé, nous voyons que *la fréquence de la pneumonie lobaire doit varier entre 3,5 et 5 p. 100,* chiffre qui n'est pas très fort, si l'on considère la fréquence de la congestion pulmonaire dans le cours de la dothiénenterie.

(1) Louis. Loc. cit., vol. I, p. 360.
(2) Grisolle. Loc. cit., 1846, p. 88.

CHAPITRE IV.

Quel est le pronostic de la pneumonie lobaire survenant pendant la période d'état de la dothiénentérie ?
Griesinger (1) affirme qu'il n'est pas aussi mauvais
qu'on pourrait le supposer; il dit en avoir vu guérir
plusieurs cas assez graves. Lorsque le marasme serait
très prononcé, la terminaison serait fatale. Dans sa
thèse, le Dr Destais (2) est encore plus favorable que
l'auteur allemand; pour lui, la pneumonie lobaire se
termine habituellement par la résolution.

Nous voudrions pouvoir arriver à la même conclusion, mais nos observations nous forcent à répéter tex-
tuellement une phrase de Grisolle, que nous trouvons
dans sa description de la fièvre typhoïde (3) : « Toutes
les complications ajoutent nécessairement à la gravité
de la maladie. Ainsi presque tous ceux qui sont affectés
de pleurésie ou de pneumonie succombent prompte-
ment. »

Sur nos treize observations en effet, nous n'en trouvons
que trois où la guérison survint; dans les dix autres cas
la terminaison fut mortelle et comme nous l'avons mon-

(1) Griesinger. Loc. cit., p. 350 et suivantes.
(2) Destais. Loc. cit. p. 9.
(3) Grisolle. Pathologie interne, 1862, vol. I, p. 42.

tré plus haut à brève échéance. Ainsi, nous aurions la proportion considérable, en faveur de la mortalité, de 77 0/0, plus des 3/4. Nos chiffres sont-ils plus élevés que ceux des autres auteurs? Grisolle prétend que dans la fièvre typhoïde compliquée de pneunomie, la mortalité est des 7/8. Betke (1) sur 52 cas a vu la mort survenir 29 fois, c'est le 56 0/0. Par conséquent nous sommes bien loin de pouvoir admettre l'opinion de Griesinger.

Le documents que fournissent Hoffmann (2) et Cérenville (3) sont moins nets, car ils rapportent la mortalité par la pneumonie lobaire à celle de la fièvre typhoïde en général. Cérenville sur 111 autopsies de typhiques a trouvé 11 fois de la pneumonie lobaire; Hoffmann sur 250 autopsies 18 fois, et Vierordt (4) sur 51 cas, trouva 9 fois de la pneumonie, ce qui nous donne le résultat suivant en additionnant ces trois données : sur 412 autopsies de typhiques, l'on a trouvé 38 fois de la pneumonie lobaire, c'est à dire 9 0/0. Ce chiffre, si l'on veut, n'est pas très élevé en lui-même, mais il faut se rappeler que la pneumonie lobaire ne se présente que dans la proportion de 4 à 5 0/0 dans la fièvre typhoïde. Ainsi la fréquence de la mortalité par pneumonie lobaire dans le cours de la dothiénentérie est proportionnellement bien plus élevée que cette complication elle-même. Aussi concluerons-nous,

(1) Betke. Loc. cit.

(2) Hoffmann. Untersuchungen über die pathologisch-anatomischen veränclerungen der organen bei abdominal typhus. Leipzik, 1869.

(3) Canstatt's Jahresbericht, 1868.

(4) Vierordt. Henle'sund Pfeffers Zeitschrifft, 1845.

comme Monneret et Fleury, en disant : *Une des complications des plus redoutables de la fièvre typhoïde, c'est la
pneumonie lobaire.*

Du reste, cette conclusion est des plus légitimes, et
Grisolle avait raison lorsqu'il disait : « Ces résultats
auraient pu être prévus, car chez des individus atteints
déjà d'une maladie grave, on conçoit qu'une phlegma-
sie d'un organe aussi important que le poumon anéan-
tisse les forces et amène la mort ». (Traité pratique de la
pneunomie.)

CHAPITRE V.

DIAGNOSTIC DIFFÉRENTIEL.

Nous avons déjà parlé plus haut du diagnostic de la
pneumonie lobaire qui survient tout à fait au début de
la dothiénentérie ; plus loin nous parlerons de celui de
la pneumonie compliquant la convalescence ; aussi
pour le moment nous n'avons en vue que la pneumonie survenant pendant la période d'état de cette maladie.

Le diagnostic est difficile, et si l'on n'auscultait pas
tous les jours ses malades, l'on risquerait souvent de
laisser passer inaperçue cette grave complication. Nous
l'avons vu dans la symptomatologie : il est rare que des

signes manifestes, tels que le point de côté, le frisson, forcent le médecin à penser à une inflammation du poumon; le plus souvent l'augmentation de fréquence de la respiration, la dyspnée, une variation subite de la courbe thermométrique, ou bien même des signes encore plus éloignés, tels que la prostration et l'adynamie sont les seuls faits qui annoncent au clinicien la naissance d'une complication pulmonaire. Enfin, n'oublions pas que ces symptômes peuvent faire défaut, que l'auscultation et la percussion, faites plus ou moins bien à cause de l'état du malade, ne révèlent rien, et que l'on trouve pourtant quelquefois à l'autopsie une inflammation pulmonaire. Ces faits sont heureusement rares, et parmi nos observations nous ne trouvons guère que la IVe qui présente quelque chose de semblable; pendant la vie, en effet, on n'avait pensé qu'à une pneumonie simple, mais à l'autopsie on en trouva une double. Dans ce cas pourtant, l'on aurait peut-être dû être averti par l'existence de ces deux frissons si nets que le malade présenta à 24 heures d'intervalle.

Dans la congestion simple du poumon, l'on trouve quelquefois un peu de submatité aux deux bases, mais alors ce qui la différencie d'une pneunomie lobaire, c'est que les signes sont sensiblement les mêmes des deux côtés; en outre, il y a absence du souffle, des crachats rouillés et visqueux, du point de côté et du début plus ou moins brusque de la pneumonie lobaire.

Dans la pneumonie lobulaire ou broncho-pneumonie, si l'on trouve du souffle et de la matité, ces deux signes sont moins nets et moins marqués que dans la lobaire; en outre ils sont moins durables et moins persistants dans le même point. Mais l'on pourrait être encore assez souvent induit en erreur : ainsi dans l'observation que nous a communiqué M. le Dr Quinquaud (obs. XXII), nous retrouvons bien des caractères de la pneumonie lobaire ; ici, ce qui ne permettait pas de penser à cette dernière forme, c'est l'absence du point de côté, des crachats et des râles crépitants, ainsi que la faiblesse du souffle. Mais le début avait été assez brusque, car évidemment il faut le faire coïncider avec l'augmentation du délire et la dyspnée subite, phénomènes qui survinrent au quatorzième jour de la maladie.

La pneumonie pseudo-lobaire de Destais, qui, en somme, n'est qu'une pneumonie lobulaire, est un accident de la convalescence, l'expectoration est muco-purulente, les signes physiques ne sont appréciables que lorsque la lésion est considérable ; il n'y a que de la submatité, enfin les râles ne seraient que sous-crépitants, et le souffle tubaire assez faible et bien moins caractéristique que celui de la pneumonie lobaire.

La pneumonie hypostatique a un début sourd, pas de frisson, pas de point de côté, le râle crépitant ferait défaut (Castex), le souffle franchement tubaire serait des plus rares.

Malgré ces divers signes, nous ne pouvons nous empêcher de répéter avec M. Maurice Raynaud (1) que dans la fièvre typhoïde la pneumonie vraie avec hépa-

_____

(1). M. Raynaud. Loc. cit. p., 855.

tisation est difficile à distinguer de la congestion lobaire et de l'atélectasie.

La pleurésie avec épanchement, si elle survient isolément, comme complication de la dothiénentérie, se reconnaîtra à ses signes caractéristiques, tels que l'absence de vibrations thoraciques et l'égophonie. Mais quelquefois elle vient compliquer la pneumonie et l'on trouve alors, suivant la prédominance de l'une ou de l'autre lésion, tels symptômes plus ou moins accusés ou bien un mélange de signes qui ne peuvent appartenir qu'à une pleuro-pneumonie. Nous trouvons cette complication dans deux de nos observations (II et XI); dans l'observation II, c'est le timbre du souffle et le nasonnement de la voix qui permit de faire le diagnostic, vérifié par l'autopsie, de pleuro-pneumonie.

Malgré tout, le diagnostic reste dans bien des cas difficile et incertain. Si nous tirions une conclusion de cette étude sur le diagnostic, nous dirions que l'on ne saurait jamais ausculter avec trop de soin les poumons d'un typhique.

CHAPITRE VI.

LA PNEUMONIE LOBAIRE EST-ELLE UNE SIMPLE COMPLICATION DE LA FIÈVRE TYPHOIDE ?

Comment faut-il envisager la pneumonie lobaire qui survient pendant le cours de la fièvre typhoïde ? Est-ce une complication dans le sens où l'entendent Littré et Robin (1), et n'a-t-elle, pour ainsi, dire aucune relation avec la maladie préexistante? Est-ce une simple aggravation des phénomènes normaux de la maladie, de la congestion pulmonaire, comme l'hémorrhagie intestinale ou la perforation ne sont que la conséquence des ulcérations des plaques de Peyer? Est-elle due enfin à l'action du poison typhique, à une sorte de localisation du miasme sur l'appareil pulmonaire? Telles sont les hypothèses que l'on peut faire.

A part le fait, que nous avons déjà signalé plus haut, que le plus souvent ces pneumonies surviennent presque épidémiquement, rien ne peut nous avertir, rien nous faire prévoir d'une manière ou d'une autre cette complication. L'état des poumons ou du cœur semble indifférent; aussi il semblerait que nous avons peut-être affaire à une véritable complication ; cependant il y a bien des raisons qui militent en faveur d'opinions contraires qui regardent la pneumonie lobaire ou comme une simple aggravation des symptômes normaux de la fièvre typhoïde (de la congestion pulmonaire), aggravation qui pourrait trouver sa cause dans l'état du cœur, ou bien comme causée par une certaine localisation du poison typhique sur le poumon, opinion qui peut être défendue en se basant sur l'existence de ces fièvres typhoïdes qui paraissent débuter par une pneumonie.

Au point de vue anatomo-pathologique, M. Cornil

(1) Littré et Robin. Dict. de méd. Complication. Affection qui survient pendant le cours d'une autre déjà déclarée.

Gallissart.   6

paraît se rapprocher de cette dernière opinion ; c'est ainsi que, dans les réflexions qu'il fait à propos d'une observation de fièvre typhoïde compliquée de pneumonie fibrineuse, nous trouvons ceci (1) : « Le fait d'une inflammation typhique en dehors de l'intestin grêle n'a rien qui doive nous surprendre. La fièvre typhoïde est, en effet, une maladie générale, Qu'elle succède à l'entrée dans le sang de microbes infectieux ou à tout autre agent, elle est caractérisée par des lésions, de tout l'organisme et de la plupart des organes. » Et plus loin : « Les altérations du poumon, la congestion, la broncho-pneumonie, la *pneumonie fibrineuse*, sont des manifestations du même ordre qui révèlent une intoxication générale, une modification inflammatoire de la membrane interne des vaisseaux et de leur endothélium, propre à laisser passer les cellules lymphatiques. Aussi considérons-nous toutes ces lésions, qu'elles siègent dans l'intestin, dans la muqueuse des voies respiratoires, ou dans le pharynx, ou dans la langue, ou dans l'estomac, comme étant de même nature. »

Entre cette hypothèse et celle qui regarde la pneumonie lobaire comme un simple accident, si nous avions à nous prononcer, il nous semblerait impossible de ne pas voir un lien étroit entre la fièvre typhoïde ordinaire et la pneumonie à forme lobaire qui survient pendant le cours de cette maladie ; aussi nous ne pouvons pas la considérer comme une maladie intercurrente. Telle est cependant l'opinion de Bazin (2) : « Si l'on trouve à l'au-

(1) Cornil. Union médicale, 1880, p. 674.
(2) Bazin. Thèse de Paris, 1834.

topsie une inflammation réelle du poumon, c'est une véritable complication très rare et qui ne rentre pas dans le tableau de la fièvre typhoïde. »

Mais on ne doit pas non plus considérer la pneumonie lobaire comme une simple aggravation des symptômes normaux de la dothiénentérie. La pneumonie hypostatique de Piorry, l'engouement pulmonaire, l'hémo-pneumonie de Chédevérgne, la broncho-pneumonie, tels sont les véritables phénomènes déterminés par l'exagération de la congestion habituelle de la fièvre typhoïde. Ces accidents peuvent s'expliquer facilement par la tendance aux congestions passives qui sont un des caractères de la dothiénentérie arrivée à une certaine période, congestions passives déterminées par la faiblesse du muscle cardiaque. Mais si c'était l'état du cœur que l'on dût considérer comme cause de la pneumonie lobaire, l'on ne pourrait recourir à la même explication pour les pneumonies du début : à ce moment le muscle cardiaque, en effet, n'est pas encore altéré. Il faudrait alors regarder comme étant de nature différente la pneumonie du début et celle de la période d'état. Cela nous semble impossible; nous les avons bien séparées l'une de l'autre, mais ce n'était que pour la facilité de la description, car nous savons que l'on trouve toutes les transitions voulues entre la pneumonie du premier ou du second jour et celle qui ne survient que vers le quinzième. Il faut donc chercher une autre cause de la pneumonie lobaire.

Faut-il admettre une des conclusions de la thèse du Dr Castex (1) : « Les complications pulmonaires dans le

____

(1) Castex. Loc. cit., conclusion I.

cours de la fièvre typhoïde résultent soit de l'exagération des phénomènes normaux de la maladie, soit de
l'apparition d'un *élément inflammatoire étranger à la maladie*; à ce point de vue la pneumonie hypostatique se
distingue nettement par sa marche, ses symptômes et
ses lésions de la pneumonie lobaire et de la pneumonie
lobulaire. » Mais même alors, l'on pourrait rechercher
la cause et la nature de cet *élément inflammatoire, étranger à la maladie*; est-il vraiment complètement étranger?
Nous ne le croyons pas. La proportion moyenne de 4
p. 100 est trop forte pour qu'on puisse regarder la pneumonie lobaire comme totalement sans rapport avec la
dothiénentérie. Ainsi, dans le typhus, maladie si voisine
de la fièvre typhoïde, d'après Murchison (1), la pneumonie est bien plus rare. Et parmi les autres maladies
générales aiguës, en est-il beaucoup qui se compliquent
aussi souvent que la dothiénentérie de pneumonie lobaire. Grisolle place en première ligne la rougeole, mais
comme le fait justement remarquer le professeur Lépine, dans son article sur la Pneumonie lobaire (du
Dict. de méd. et de chir. pratiques), il confondait en-
semble la pneumonie et la broncho-pneumonie. Chez
les enfants, d'après L. Thomas (2), la fièvre typhoïde
serait une des maladies fébriles aiguës qui se compli-
querait le plus souvent de pneumonie fibrineuse.

Ces faits nous empêchent donc de considérer la pneumonie lobaire comme causée par un élément étranger

(2) Murchison. La fièvre typhoïde. Trad. de Lutaud, 1878, p. 257.
(1) Thomas-Croupöse, Pneumonie. In Gehrardt's Handbüch der kinder-
krankheiten, 1878.

à la fièvre typhoïde; ne pourrait-on pas admettre une prédisposition quelconque à la pneumonie.

L'existence de ces pneumonies du début, dont nous avons parlé plus haut, n'est-elle pas un fait qui plaiderait en faveur de l'hypothèse qui considère, comme possible, une relation de cause entre la dothiénentérie et la pneumonie qui survient pendant son cours? Des auteurs tels que Dietl, Griesinger, Gehrardt, Potain, Lépine, Guido Bauti (1), etc., ne regardent-ils pas cette pneumonie du début comme la conséquence d'une localisation du poison typhique sur le poumon? Si l'on admet cette hypothèse, l'on est bien près de le faire pour

(1) Homolle. De la fièvre typhoïde. Revue des sciences médicales, vol. X, 1877, p. 331 : « La pneumonie peut survenir aux diverses périodes de la fièvre typhoïde. Celles de la première semaine sont difficiles à distinguer des formes typhoïdes de la pneumonie primitive, que l'on a parfois, en Allemagne, confondues à tort avec elle sous le nom commun de pneumotyphus.

« Tout récemment, M. Potain signalait dans une leçon clinique, certaines pneumonies initiales et qui débutent et évoluent à la façon d'inflammations simples et primitives et marquent cependant l'invasion de la dothiénentérie. Dans le cours de la première semaine, pendant que les symptômes propres de la pneumonie s'amendent, les signes typhiques (tuméfaction de la rate, taches rosées, douleurs iliaques) se montrent successivement. Gehrardt avait déjà publié six observations semblables, tous les malades ont guéri. Il ne s'agit pas là sans doute d'une pure coïncidence, « mais d'une localisation primitive tout à « fait inaccoutumée du poison typhique. »

Lépine, Nouv. dict. de méd. et de chir. pratiques, 1880, art. Pneumonie, page 401 : « Je crois fermement pour ma part, non seulement à la possibilité, mais même à l'existence incontestable de la pneumo-typhoïde (Gehrardt), c'est-à-dire d'une détermination typhique se faisant d'emblée sur le poumon, ainsi que l'ont admis Dietl, Griesinger, Gehrardt et plusieurs autres auteurs : des exemples, selon moi, irréprochables en ont été publiés par ces deux derniers auteurs (thèse de Garbagui) par Gauchot (service d'Hérard) par moi-même. »

les pneumonies qui surviennent plus tardivement (1). Il est vrai que l'on trouve un intervalle de près d'une semaine entre ces pneumonies du début et celles de la période d'état. Pour le moment il est difficile de se prononcer sur une question aussi importante.

Pour nous, cependant, si nous considérons toutes les circonstances au milieu desquelles la pneumonie survient chez un malade atteint de fièvre typhoïde, nous sommes conduit à admettre que la pneumonie lobaire n'est pas une simple complication de la fièvre typhoïde, qu'il doit y avoir une relation, une cause jusqu'à présent inconnue favorisant la production des pneumonies lobaires dans le cours de la dothiénentérie. Cause qui se trouve très probablement dans l'essence même de la maladie, qui est générale et est caractérisée par des lésions de tout l'organisme.

Si l'on arrivait à démontrer, comme le voulaient certains auteurs, que la pneumonie fibrineuse n'existe pas dans le cours de la fièvre typhoïde, la conclusion serait

(1) Quelques auteurs ne sont-ils pas allés beaucoup plus loin ? Ziemssen a trouvé, par la statistique, certaines relations entre la pneumonie et la fièvre typhoïde. Barrella (Note sur la pneumonie miasmatique, Bull. de l'Académie de méd. de Belgique, 1877) a trouvé les mêmes relations et pour lui beaucoup de « pneumonies doivent être regardées comme une des « expressions de l'intoxication typhique. » Guido-Banti va moins loin, dans son travail (De la pneumonie infectieuse, Arch. gén. de méd., 1880) il décrit une forme de pneumonie de nature épidémique, n'ayant jamais présenté de lésions intestinales ; aussi il la distingue de la pneumo-typhoïde, mais il la regarde comme étant de nature miasmatique; quant à la nature du miasme, Guido-Banti tout en considérant l'épidémie parallèle d'iléo-typhus, a possibilité que le pneumo-typhus fût un anneau de transition entre cette pneumonie infectieuse et la fièvre typhoïde, Guido-Banti ne conclut pas à l'identité du miasme, il reste en suspens.

plus simple et plus facile, nous n'aurions plus que des broncho-pneumonies ou des pneumonies pseudo-lobaires. La faiblesse du cœur, l'existence des hyperhémies passives qui caractérisent la fièvre typhoïde, suffiraient alors pour nous rendre compte de cette lésion. Mais jusqu'à présent, si la plupart des auteurs, il est vrai, regardent comme rare la pneumonie lobaire, nous n'en trouvons pour ainsi dire point qui l'aient niée (1). Du reste, l'examen histologique fait par M. Leloir montre que son observation est bien celle d'une pneumonie fi-

(1) Dans sa thèse, le Dr Foureau de Beauregard (Th. Paris, 1851) n'admet pas l'existence de la pneumonie lobaire fibrineuse, il donne comme un de ses principaux arguments la différence de composition du sang dans la fièvre typhoïde et dans la pneumonie ; dans la première, la quantité de fibrine est abaissée ; dans la pneumonie, elle est, au contraire, augmentée. Mais il ne faut pas s'exagérer l'importance de ces phénomènes, car l'on peut voir, même dans des cas où la composition du sang est très différente, survenir de la pneumonie. Voici ce que nous trouvons dans la Chimie pathologique du Dr Quinquaud :

« Dans la pneumonie franche, l'hémoglobine reste toujours au-dessus de 98 gr. 95, le pouvoir oxydant au-dessus de 190 cc. pour 1,000 grammes de sang, les matériaux solides du sérum au-dessus de 80 grammes pour 1,000 grammes de sérum ; dans la pneumonie typhoïde (et par là M. Quinquaud n'entend que la pneumonie à forme typhoïde), au contraire, l'hémoglobine descend à 75 grammes, parfois à 67 grammes ; le pouvoir respiratoire arrive à 154 cc. et même à 130 cc. ; les matériaux solides décroissent et se chiffrent par 75 grammes pour 1,000. »

Malgré ces différences dans la composition du sang, l'on observe dans ces deux cas de la pneumonie ; la dothiénenterie, elle, diffère encore moins de la pneumonie franche que la pneumonie typhoïde. « La fièvre typhoïde n'abaisse guère le chiffre de l'hémoglobine, excepté à partir du quinzième jour. Pendant la première quinzaine, il ne descend guère au-dessous de 108 grammes. »

Un argument basé, donc, sur la composition du sang n'a pas une bien grande valeur pour nier la possibilité d'une pneumonie fibrineuse.

brineuse. M. Cornil, dont personne ne mettra en doute l'autorité au point de vue anatomo-pathologique, regarde les observations qu'il a publiées comme de la pneumonie fibrineuse; l'on ne peut donc, pour le moment, raisonner comme si la pneumonie fibrineuse n'existait pas.

QUATRIÈME PARTIE

Pneumonie lobaire de la convalescence
de la fièvre typhoïde.

La pneumonie lobaire peut survenir à n'importe quel moment de la dothiénentérie, nous l'avons rencontrée tout à fait au début de la maladie, nous venons de l'étudier pendant la période d'état, et nous allons voir que la convalescence n'est pas plus épargnée que les deux premières périodes de la maladie.

Dans ces cas, le début et la marche de l'inflammation pulmonaire sont généralement assez nets : un frisson et l'élévation de la température, qui était retombée à la normale, font penser à une complication inattendue; un point de côté ou de la dyspnée indiquent immédiatement que c'est l'organe de la respiration qui souffre. L'examen physique, c'est-à-dire l'auscultation et la percussion, ne laissent bientôt plus de doute au médecin sur l'existence d'une pneumonie. Une fois la maladie établie elle suit son cours ordinaire, se rapprochant d'autant plus de la pnenmonie lobaire primitive que le malade était plus avancé dans sa convalescence.

La température ne présente rien de particulier, la courbe rappelle tout à fait celle de la pneumonie aiguë.

Le pronostic est certainement moins mauvais que celui que l'on peut porter dans le cours de la période d'état, il doit se baser surtout sur l'état général du malade. Malgré l'épuisement du malade, malgré la gravité de la maladie qui vient de le frapper, si la température était redescendue depuis quelques jours autour de 37° on peut voir la pneunomie évoluer favorablement ; des deux observations que nous donnons, l'une (obs. XV) se termine par la mort ; mais pour celle-là nous voulons faire quelques réserves et nous nous demandons si elle ne devrait pas être classée parmi les pneumonies pseudo-obaires du Dr Destais, dont nous dirons quelques mots un peu plus bas. L'autre observation (obs. XVI) se termine par la guérison au bout de six jours de maladie. Chédevergne (1), dans sa thèse, en a publié un cas terminé par la guérison au bout de dix jours. Nous en avons trouvé un autre dans la thèse du Dr Deshayes (2); dans ce dernier cas, à part le point de côté, on trouve tous les signes de la pneumonie franche : il s'agit d'une jeune fille de 14 ans, qui, au vingt-deuxième jour d'une dothiénentérie, alors que depuis trois jours la température était redevenue normale, présente une pneumonie à droite. Cet accident se termina par la guérison

____

(1) Chédevergne. Loc. cit. Obs. XXXVIII. Fièvre typhoïde, hémorrhagies intestinales, furoncles, abcès multiples. — Convalescence le 21e jour. — Le 25e jour, frisson, point de côté, pleuro-pneumonie, guérison au bout de dix jours.

(2) Deshayes. De la température dans la fièvre typhoïde. Thèse de Paris, 1870.

en présentant la marche d'une pneumonie primitive ; ce cas est assez intéressant ; les signes physiques de l'inflammation pulmonaire n'apparurent que le quatrième jour de l'élévation de température.

Le diagnostic est généralement facile, les signes rationnels et les signes physiques sont bien plus nets que pendant la période d'état, aussi nous ne voulons pas les énumérer encore une fois, ainsi que ceux qui permettent de différencier l'inflammation lobaire de la pleurésie, qui peut du reste très souvent coexister avec elle.

La distinction de la pneumonie telle que nous l'entendons d'avec la pneumonie pseudo-lobaire (1) est difficile à faire. D'après la description du D' Destais, il y a déjà une grande analogie à l'œil nu entre ces deux pneumonies, la dispersion des lésions, la couleur différente des noyaux indurés, qui se sont développés isolément et dont le début clinique est marqué par des poussées successives de fièvre, sont les seuls signes qui permettront de les discerner macroscopiquement. Comme signes cliniques, la pneumonie pseudo-lobaire, qui se développe principalement pendant la convalescence de la fièvre continue, ne se distingue que par l'absence de crachats caractéristiques, par la faiblesse du souffle, par les poussées successives et surtout par sa marche : elle est lente et aboutit le plus souvent à la mort. Ces quelques différences permettront peut-être au médecin de faire le diagnostic différentiel.

(1) Destais. Loc. cit.

— 84 —

— Si la pneumonie lobaire peut survenir soit au début, soit à la période d'état, soit pendant la convalescence de la dothiénentérie, l'inverse est également vrai.

Chomel (1) en a donné un cas (obs. XXIV), qu'il interprète comme fièvre typhoïde développée dans le cours d'une pneumonie, vers le septième ou le huitième jour de cette maladie. Dans ce cas, l'on peut se demander si, en fait, la fièvre typhoïde n'existait pas tout au moins virtuellement, au moment où la pneumonie s'est développée. Dans le cas de Heitler (2) (obs. XXV), il y a un intervalle un peu plus considérable entre le début des deux maladies: un homme convalescent d'une pneumonie fibrineuse est pris le dixième jour de sa convalescence de malaise, sa température remonte, et il meurt au bout de huit jours. A l'autopsie l'on retrouve très peu de traces de sa pneumonie, mais les plaques de Peyer, les follicules clos de l'iléon, et les glandes mésentériques sont gonflés et rouges ; la rate est augmentée de volume. Pendant les dix jours de convalescence, la température était redevenue normale ; un seul signe aurait, peut-être, pu faire soupçonner, d'après Heitler, que la guérison n'était pas définitive, c'est que le pouls se maintint toujours autour de 100.

Dans cette observation comme dans celle de Chomel, il nous paraît fort probable que le poison typhique, de quelque nature qu'il soit, avait déjà pénétré chez ces malades au moment où ils ont eu leur pneumonie.

(1) Chomel. Leçons cliniques, vol. I.
(2) Heitler. Loc cit.

Sont-ce des faits de simple coïncidence de deux maladies, de complications vraies dans le sens où l'entendent Littré et Robin ? Pour nous, qui avons donné plus haut les raisons sur lesquels nous nous appuyons, pour croire que le développement d'une pneumonie lobaire dans le cours d'une dothiénentérie n'est pas une pure coïncidence, un simple hasard, mais qu'il y a une cause quelconque de nature encore inconnue, facilitant ou produisant l'inflammation pulmonaire ; nous croyons également à l'existence d'une relation entre ces pneumonies et les fièvres typhoïdes développées pendant leur cours ou leur convalescence.

En tout cas, nous croyons que malgré les faits si curieux dont nous venons de parler, malgré les relations entre la pneumonie et la fièvre typhoïde, étudiées par Ziemssen et Barella, malgré l'observation du Dr Perroud (1), l'on ne doit pas jusqu'à présent conclure à l'identité de nature du poison typhique et de celui des pneumonies miasmatiques.

***

TRAITEMENT.

Si le mode de traitement d'un typhique atteint de pneumonie paraît avoir bien peu d'influence, il n'en est peut-être pas de même du traitement préventif.

(1) Observation de fièvre typhoïde chez un enfant dont le père venait d'avoir une pneumonie. Dr Perroud. Revue mensuelle, 1878, p. 894.

L'emploi répété des ventouses sèches paraît être excellent lorsqu'on craint une congestion pulmonaire trop intense. Nous avons déjà parlé des bains froids et nous avons vu que jusqu'à présent les statistiques ne paraissent pas très concluantes au point de vue de la production de la pneumonie. Des auteurs, tels que Betke et Brand, conseillent même d'employer le bain froid dans les cas de complications pulmonaires.

Une fois la pneumonie lobaire survenue, comment faut-il traiter son malade? Quelques auteurs (Chomel, Monneret et Fleury) ne craignent pas de recommander l'usage des vésicatoires. Nous avouons que nous n'employerions qu'à la dernière extrémité un remède aussi énergique, et que l'application répétée des ventouses sèches, d'après le système qu'a préconisé déjà en 1857 le professeur Béhier, nous plairait davantage.

Les toniques tels que l'extrait de quinquina, les excitants tels que l'alcool, l'éther... doivent également être employés, et le premier surtout, à hautes doses. Comme souvent il y a un peu de faiblesse du cœur, il faut se rappeler que lorsqu'on soupçonnera pour une raison ou une autre le myocarde dégénéré, il vaut mieux, d'après les classiques, ne pas employer la digitale. .

Monneret et Fleury proscrivent également la saignée; certainement, on ne doit pas être souvent tenté de recourir à ce moyen, qui pourtant a quelquefois une efficacité si marquée dans l'inflammation aiguë du poumon. Cependant nous croyons que dans notre observation I elle n'a pas eu un mauvais effet sur le cours de la maladie.

Nous n'avons rien à dire de particulier sur le traitement de la pneumonie du début et sur celle de la convalescence. Dans ces deux cas, l'on a presque les mêmes indications de traitement que dans la pneumonie franche ; cependant nous conseillerons d'employer les toniques, surtout dans la pneumonie de la convalescence ; celle du début se rapprochant jusqu'à un certain point bien plus de la forme primitive de la maladie, doit être traitée suivant les mêmes principes.

OBSERVATIONS.

Observations de pneumonies lobaires développées pendant la période d'état de la fièvre typhoïde.

OBS. I. (Communiquée par notre regretté collègue Poulin.)

B... (Joseph), 20 ans, valet de chambre, entré le 25 juin 1879 à l'hôpital de la Charité, salle Saint-Michel, lit n° 15, service de M. le Dr Laboulbène.

Depuis six jours, le malade a de la céphalalgie, du malaise..., pas d'épistaxis.

25 juin. Stupeur marquée, céphalalgie. Le ventre est douloureux, gargouillements dans la fosse iliaque droite ; pas de taches rosées. La langue est très sèche à la pointe et sur les bords ; diarrhée assez abondante. Rien dans les poumons. La fièvre est vive, mais cependant il n'y a pas de délire. T. matin. 40,6, soir, 41,2.

Enveloppement dans le drap mouillé. Potion cordiale, sulfate de quinine, 1 gr. Lavements froids.

Le 26. Même état. Quelques taches rosées peu nettes dans le dos. Langue extrêmement sèche, face colorée, agitation et subdelirium. T. matin, 40,4 ; soir, 41,4. Enveloppement dans le drap mouillé. Potion avec : cognac 50 gr., et musc 0,60 centigr.

Le 27. Le malade est dans le même état. Pas de frisson ; mais à l'auscultation l'on trouve un souffle bronchique et des bouffées de râles crépitants nets dans la fosse sus-épineuse droite. Pas d'expectoration. T. matin, 40,9 ; soir, 40,8.

Le 28. Délire intense, agitation ; la pneumonie du sommet droit est très nette. Pas d'expectoration. Traitement. Enveloppement dans le drap mouillé ; ventouses sèches, potion de Todd avec 0,75 centigr. de musc. T. matin, 39,9 ; soir, 38,3.

Le 29. T. matin, 41° ; soir, 41,2.

Le 30 (soir). Délire, agitation ; la face est congestionnée ; la langue sèche et fuligineuse est tremblante. Etat général très grave du sujet. T. matin, 41° ; soir, 41,2. Saignée de 300 gr. Le délire a persisté.

1er juillet. Calme complet, la défervescence de l'état fébrile est très marquée. Persistance de la diarrhée. T. matin, 37,5 ; soir, 38,4.

Le 2. A l'auscultation, râle crépitant de retour, à bulles un peu grosses, très net dans la fosse sus-épineuse droite. T. matin, 37° ; soir, 36,9.

Le 3. Persistance de la stupeur et de la faiblesse. La diarrhée est arrêtée. T. matin, 37° ; soir, 37,4.

Le 6. Même état, respiration très légèrement soufflante au sommet droit. Potion cordiale. Commencement d'une alimentation légère.

Le 7. Diminution de la faiblesse.

Le malade part pour Vincennes, complètement guéri, à la fin de juillet.

Obs. II. (Tirée de la thèse du Dr Castex. Paris, 1879.)

X..., 21 ans, dragon, entre le 22 mars 1879, à l'hôpital pour une fièvre typhoïde au huitième jour.

Le 25. A la visite, X... semble plus prostré que la veille, il aurait eu dans la nuit des selles sanguinolentes ; diarrhée abondante, toux fréquente. L'auscultation révèle une grande quantité de râles dans les deux bases, pas de souffle.

Le 26. Le malade sent plus d'oppression que la veille, douleur au côté droit, prostration, dyspnée. La température, qui avait baissé de 40° à 38° en deux jours, remonte le soir du 26 à 39,5. Le matin, l'auscultation révélait déjà un noyau d'induration dans le lobe inférieur droit. Souffle tubaire très net, en bas et en arrière, à maximum près de la colonne vertébrale. Matité complète à la percussion dans toute la partie inférieure du poumon.

A partir de ce jour, augmentation rapide de la diarrhée, du délire et

Gallissart.   7

de la stupeur. Etat adynamique de plus en plus prononcé. Mort par asphyxie le 2 avril.

Résumé des observations thermiques.

	Matin.	Soir.
22 mars.		39,5
23 —	39°	40°
24 —	39,2	40°
25 —	39°	38,6
26 —	38°	39,6
27 —	38,4	39,4
28 —	38°	39,8
29 —	38,6	39,6
30 —	39°	39,8
31 —	38,5	40,1
1er avril.	38,8	38,2
2 —	37,8	39,8

Autopsie. A L'ouverture de la poitrine, les poumons ne s'affaissent pas. Adhérences anciennes du poumon gauche en avant ; ce poumon présente une congestion hypostatique intense.

Le poumon droit garde la forme de la poitrine, il est baigné dans un iquide jaunâtre, troublé par des fausses membranes jaunes, récentes, fibrineuses. Pleurésie sèche dans les sillons interlobaires. Liquide abondant dans la partie postérieure de la cavité pleurale. — A la palpation, les lobes inférieurs et moyens sont durs et compacts, ils sont mats et ne crépitent plus. Le lobe supérieur est congestionné. A la coupe, le parenchyme induré présente un aspect grenu, une coloration rouge terne, tirant sur le gris, passant franchement au gris vers le milieu du lobe inférieur ; à ce niveau la pression en exprime un liquide purulent. Le tissu malade est friable et ne surnage pas sur l'eau.

L'intestin présente les lésions de la fièvre typhoïde au début de la période de réparation.

Obs. III. (Personnelle.)

X..., 26 ans, jardinier, entré le 9 janvier 1879 à l'hôpital Lariboisière, service de M. Féréol.

Rien du côté des parents. X... a perdu un frère et une sœur en bas âge. Il n'a jamais eu de maladies, sauf il y a sept ans, où il a été obligé de garder le lit pendant une semaine pour un léger malaise. Il est à Paris depuis trois mois.

Il y a quinze jours, le malade a été pris de diarrhée, il allait jusqu'à 4 ou 5 fois à la selle, mais sans douleur ; depuis, cette diarrhée s'est un peu arrêtée. Il y a huit jours, le malade a eu une épistaxis assez abondante. Depuis deux jours il a ressenti de la fièvre, un peu de toux et il a dû prendre le lit.

Etat du malade à son entrée. Homme à facies coloré, paraissant très robuste ; il se plaint de céphalalgie, de vertiges, d'une faiblesse générale... Pas de nausées.

L'abdomen est mou, peu tendu ; la palpation, quoique non douloureuse, semble un peu sensible, au niveau de la fosse iliaque droite. Langue rouge, sèche, desquamée. Raie méningitique. Pas de taches rosées.

Le malade tousse un peu, pas de point de côté, crachats rares, épais et blanchâtres. Rien à l'auscultation ni à la percussion. La toux est rauque et rappelle celle de la trachéite.

La pointe du cœur bat au-dessous du mamelon ; le premier bruit est un peu sourd à la pointe. Pouls régulier, fort.

Rien au foie ni à la rate.

Jusqu'au 12 janvier, marche normale de la fièvre typhoïde.

13 janvier. Aggravation de l'état du malade ; la figure est très hébétée ; la toux rauque a disparu. Râles de bronchite, crachats rougeâtres et visqueux. Le ventre est ballonné, douloureux, apparition de quelques taches rosées. Lotions vinaigrées, purgatifs, ventouses sèches tous les deux jours, extrait de quinquina.

Le 18. Les jours précédents, la maladie avait suivi son cours ; cependant depuis deux jours X... avait repris sa grosse toux férine du début ; la veille, au matin, on n'avait rien trouvé à l'auscultation. Depuis le 17 au soir, il y a du souffle tubaire manifeste au sommet droit :

depuis ce même moment, le malade est tombé dans un état demi-comateux ; ce matin on le trouve dans le coma complet. La peau, est froide, cyanosée, le pouls insensible ; râle trachéal énorme, yeux ternes et fixes. Le ventre n'est plus aussi ballonné, les matières rendues paraissent un peu noirâtres. D'après les renseignements, le malade n'aurait eu ni frisson, ni hémorrhagie. Ce matin l'on a : T. ax. = 36,6 ; et T. r., 37.

Mort dans l'après-midi.

Tableau thermométrique.

	Matin.		Soir.	
	Pouls.	Température.	Pouls.	Température.
10 janvier.			100	40,1
11 —	100	40,2	104	4I,1
12 —	100	40,2	104	39,9
13 —	101	40°	104	40°
14 —	105	39,6	106	40°
15 —	116	40,2	118	40,4
16 —	102	39,6	108	40,2
17 —	114	40,4		40,2
18 —		36,6		40,6

Autopsie faite le 20 janvier. — *Abdomen.* Pas de liquide, pas d'adhérences péritonéales. Les ganglions mésentériques sont gros, rougeâtres ; sur une coupe mous et diffluents.

L'intestin grêle ne renferme point du tout de sang, il n'y a pas trace d'hémorrhagie. En suivant les plaques de Peyer, on voit en se rapprochant du cæcum des altérations graduelles. Les premières plaques sont simplement tuméfiées, blanchâtres ; les suivantes sont en outre rouges, arborisées, et enfin les dernières sont ulcérées, mais sans présenter de matière dite typhique.

Les follicules clos sont aussi gonflés et ulcérés. Vaste ulcération sur la valvule iléo-cæcale. Quelques petites ulcérations folliculaires sur le gros intestin.

La rate est volumineuse, mais non diffluente. Le foie ne présente rien de particulier.

Le rein droit a un aspect normal ; le gauche est formé de deux lobes complètement séparés l'un de l'autre par un tractus fibreux.

Le cœur est petit, un peu graisseux ; un peu d'endocardite chronique sur la face auriculaire de la mitrale ; légère teinte feuille morte du muscle cardiaque, surtout dans la partie qui forme le ventricule gauche.

Pas de liquide, ni d'adhérence dans les sphères.

Le poumon droit présente une hépatisation rouge, régulière, de tout son lobe supérieur, légère tendance à passer au gris. Congestion hypostatique des deux autres lobes et du poumon gauche.

La trachée est rouge, arborisée, mais non ulcérée.

Rien au cerveau. Pas de tubercules aux sommets des poumons.

Obs. IV. (Personnelle.)

R... (Salomon), 26 ans, journalier, entré le 3 janvier 1879, à l'hôpital Lariboisière, dans le service de M. le Dr Féréol.

R... habite Paris depuis un an environ. Il est malade depuis quinze jours, il a éprouvé peu à peu des vomissements, de la céphalalgie, de la fièvre et de la diarrhée. Pas d'épistaxis.

Etat actuel (3 janvier soir). Malade très abattu, hébété, figure immobile, fixité du regard et dilatation des pupilles, un peu de surdité.

La langue est blanche, un peu humide ; le ventre est tendu, ballonné, douloureuse dans la fosse iliaque droite, gargouillements. Nombreuses taches rosées lenticulaires sur le ventre et sur la poitrine. Diarrhée très abondante.

Poumons. Quelques râles de bronchite. — *Cœur*. Pouls très petit, un peu irrégulier, pas de souffle cardiaque.

La *rate* est augmentée de volume. En frottant avec le doigt, on obtient surtout la raie blanche, la raie rouge est très peu marquée.

Le 4. Limonade, ventouses sèches tous les deux jours sur la poitrine. Ext. quinquina 4 gram. Eau-de-vie 30 gram.

Le 5. Augmentation de la prostration, facies tiré et couvert de sueur, le ventre n'est pas très ballonné ; la raie méningitique se marque très peu. Même traitement, un verre d'eau de Sedlitz. Glace sur le ventre.

Le 6. La veille, le malade a souffert de vomissements continuels; dans la nuit il a eu un grand frisson, ce matin état subdélirant, pupilles non dilatées, ventre peu ballonné, disparition des taches. Le pouls est très petit, presque insensible, 120; les battements du cœur très mous. Pas d'hémorrhagies. Peu de râles dans la poitrine.

Le 7. D'après le veilleur, le malade aurait eu encore cette dernière nuit un grand frisson. Le soir, à l'auscultation, souffle profond au niveau de l'omoplate gauche.

Le 8. Etat très adynamique, le malade est cyanosé, froid, la température centrale est abaissée ainsi que la périphérique; jusqu'à présent on n'a pas trouvé de sang dans les garde-robes. Subdelirium, ventre peu tendu, diarrhée persistante.

Le 9. Pneumonie manifeste du poumon gauche. Pas de crachats; la peau est redevenue chaude et la température s'est relevée. Depuis la veille la diarrhée a beaucoup diminué. Vésicatoire.

Mort le 10 janvier à 4 h. du matin.

Tableau thermométrique.

	Matin.		Soir.	
	Pouls.	Température. ax.	Pouls.	Température. ax.
3 janvier.			100	39,6
4 —	100	40,3	100	40,4
5 —	100	40°	104	38°
6 —	100	39,7	120	38°
7 —	122	36,4 (TR. 37,4).	116	36,3
8 —	110	37°	110	39,2
9 —	108	39°	»	39,4

Autopsie faite le 11 janvier. Abdomen. Pas d'adhérence ni de liquide dans la cavité péritonéale ; les anses intestinales sont à peine distendues par un peu de gaz. — Après avoir ouvert l'intestin, on le trouve rempli ou plutôt enduit d'une matière brun clair, gluante et qui accolle ses parois ; au-dessous la muqueuse est rouge ; elle présente un léger piqueté hémorrhagique, mais on ne trouve de sang dans aucune partie de l'intestin. Exulcération des dernières plaques de Peyer,

les follicules clos sont également rouges et tuméfiés. La valvule iléo-
cæcale présente, sur sa face qui regarde l'intestin grêle, une grande
ulcération qui a détruit une grande partie de la muqueuse ; en ce point
l'on voit de petits points rouge brun, de la grosseur d'une tête d'épingle et se présentant sous l'aspect de petits polypes.

Inflammation du cæcum et du gros intestin, mais pas d'ulcération.
L'estomac présente un peu de piqueté hémorrhagique.

Engorgement des ganglions mésentériques.

La rate est grosse, peu diffluente. Rien au foie. Les reins sont
volumineux et présentent une teinte asphyxique.

Thorax. Pas de liquide dans les plèvres, fausses membranes au
niveau du lobe inférieur gauche. Pneumonie lobaire de tout le lobe
inférieur du poumon gauche, aspect plan uni du poumon sur une
coupe ; couleur rouge brun ; consistance un peu diffluente. Pneumonie lobaire du lobe supérieur du poumon droit, aspect moins clair
que celle de gauche.

Le cœur est petit, la fibre cardiaque semble saine. Pas d'endocardite.

Nulle part de granulations tuberculeuses. Hypertrophie d'un des
lobes du corps thyroïde.

Obs. V. (Notes communiquées par notre excellent collègue Labbé.)

G... (Guillaume), 24 ans, employé au chemin de fer, entre le 21 novembre 1880, à l'hôpital Beaujon pour une fièvre typhoïde au dixième
jour.

Le 26 novembre, le quinzième jour de la maladie, C... est pris
d'une hémorrhagie intestinale ; en même temps l'on constate les signes
physiques d'une pneumonie à droite.

La mort arrive le 1er décembre à 4 h. du matin.

		Température rectale.	
		Matin.	Soir.
21	novembre.	39,8	39,6
22	—	39,6	40°
23	—	40,4	40,6
24	—	40°	40,4
25	—	40,4	41°

		Température rectale.	
		Matin.	Soir.
26	novembre.	40,6	41°
27	—	39°	40°
28	—	39,8	40,4
29	—	39,8	40,6
30	—	40°	40°8

A l'*autopsie* on trouve de l'infiltration des plaques de Peyer, mais sans ulcération. Une des plaques de l'extrémité de l'iléon présente une légère teinte ecchymotique.

Les poumons sont congestionnés, noyau d'hépatisation pulmonaire à la deuxième période occupant tout le lobe inférieur droit.

Rate grosse, un peu diffluente. Foie normal. Cœur flasque et mou.

Obs. VI. (Notes communiquées par M. le Dr Dreyfus-Brisac.)

B... 19 ans, entré le 25 décembre 1880, à l'Hôtel-Dieu, salle Saint-Louis, service de M. Frémy, suppléé par M. Dreyfus-Brisac.

B... présente les signes d'une fièvre typhoïde régulière arrivée au huitième jour; céphalalgie, abattement, épistaxis. Le météorisme et la diarrhée sont peu accusés. Sibilances dans les deux poumons.

Le 26. Taches rosées lenticulaires.

Pendant les jours suivants, le caractère adynamique de la maladie s'accentue, les phénomènes abdominaux sont très marqués, les signes pulmonaires, au contraire, peu accentués.

Traitement. Lavement acide phénique, 50 centigr. Potion avec rhum (40 gr.) et ext. de quinquina (4 gr.).

Le 3 janvier au matin le malade est dans un état voisin du collapsus, que l'on doit attribuer à son second lavement phéniqué; peau froide, température rectale, 38°; délire tranquille. Le soir la température s'est élevée de 2,6. L'état général s'est encore aggravé; l'interne du service, M. Labbé, trouve dans le lobe inférieur droit un point de pneumonie lobaire; matité, souffle tubaire, bronchophonie, exagération des vibrations thoraciques.

Le lendemain, 4 janvier, après une nuit très agitée, adynamie profonde ; mêmes signes du côté des poumons, et de plus l'on entend quelques râles crépitants cependant la dyspnée n'est pas très marquée. Les urines, contrairement à ce que nous avons observé dans un autre cas n'ont pas pris la coloration rouge foncée des pyrexies franches.

Le 5, et le 6, il n'y a pas de modifications sensibles dans l'état général, ni dans les phénomènes pulmonaires. La température, malgré les lavements phéniqués qui paraissent ne produire aucune réaction, oscille aux environs de 40°. La diarrhée continue, le malade ne revient plus à lui et il meurt dans la nuit du 6 au 7, 19e jour de la fièvre typhoïde, troisième jour de la pneumonie.

		Matin.	Soir.
26	décembre.	40°	40,4
27	—	39,8	40,2
28	—	39,6	39,8
29	—	39,2	39,8
30	—	39,4	39,6
31	—	39,2	39,4
1er	janvier	40° (lav. phéniq.).	40°
2	—	39° —	39,4
3	—	38°	40,6 (pneum.).
4	—	40° (lav. phéniq.).	40°
5	—	40,2 —	40,4 (lav. phéniq.).
6	—	40°	40°

A l'autopsie on trouve dans l'intestin de nombreuses plaques de Peyer ulcérées. La rate est molle.

Foyer de pneumonie lobaire au deuxième degré (hépatisation rouge type) occupant tout le lobe inférieur droit.

Obs. VII. (Communiquée par notre excellent collègue Leloir.)

C... Pierre, 28 ans, gardien de la paix, entré le 29 décembre 1880, à la Charité, service de M. le professeur Vulpian.

Pas de maladies antérieures ; C. habite Paris depuis 1871, dans un logement d'une salubrité douteuse.

La maladie a débuté il y a quelques jours par des maux de tête, il

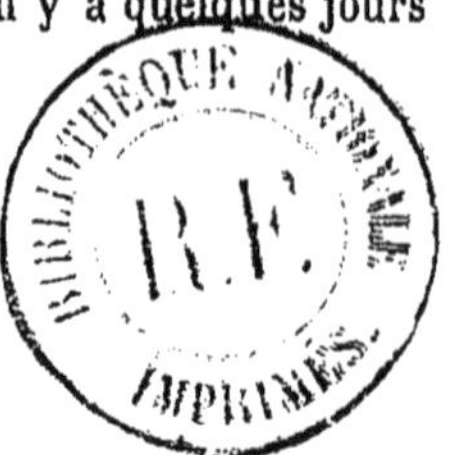

chancelait en marchant, éprouvait en outre des bourdonnements d'oreille, de la perte l'appétit, quelques douleurs dans le ventre s'accompagnant de diarrhée. Un peu de toux, pas d'expectoration.

Etat du malade à l'entrée : C... se plaint de céphalalgie persistante, les yeux sont larmoyants, les pommettes rouges, les lèvres sèches et fuligineuses ; la langue est sèche et noire au milieu, sur les bords elle est au contraire rouge.

A la palpation, on réveille une douleur très nette dans la fosse iliaque droite ; diarrhée assez abondante. Les facultés cérébrales sont affaissées, il n'y a pas de délire, mais le malade parle difficilement.

A l'auscultaton on ne trouve dans les poumons que quelques râles sibilants disséminés.

Traitement. — Deux lavements froids de phénate de soude de 2 grammes chaque.

Le 2. La fièvre est relativement faible. Les douleurs de ventre diminuent, on ne trouve plus de gargouillement dans la fosse iliaque droite. — Le soir un peu de subdélirum. — Le malade a eu une épistaxis.

Le 3. La fièvre tend à augmenter, l'abattement du malade est très prononcé. — Potion de Tood avec ext. q. q. a

Le 5. Le malade est calme, l'abattement peu marqué, les taches rosées sont toujours très abondantes, tant au point de vue du nombre que de la coloration et du relief. — Lavements de phénate de soude de 3 gr. chaque.

Le 6. L'éruption de taches rosées est des plus abondantes, l'on en trouve jusque sur la figure.

Le 9. Le malade et très abattu. — A la percussion submatité à droite, en bas, et en arrière, à l'auscultation, respiration légèrement soufflante.

Le 10. Matité très prononcée, remontant jusqu'à l'extrémité inférieure de l'omoplate, diminution des vibrations thoracique. Au niveau de l'angle inférieur de l'omoplate, souffle un peu aigre. Broncho-égophonie; l'abattement du malade est extrême, il parle difficilement. — Il aurait conservé pour la première fois un lavement de phénate de soude. — Vésicatoire.

Mort le 10 janvier au soir.

Tableau de la température axillaire.

		Matin.	Soir.
1	janvier		39,6
2	—	39,3	40,2
3	—	39,8	39,4
4	—	38,4	39,4
5	—	38,9	40,1
6	—	39,9	39,6
7	—	39,8	40,1
8	—	40,1	40,2
9	—	40,2	39,2
10	—	39°	

Autopsie faite le 12 janvier. — Le poumon gauche est fortement congestionné dans ses 2/3 inférieur. — Le droit présente son lobe inférieur complètement hépatisé ; sur une coupe il présente l'aspect du foie, sa coloration est d'un gris brun, le tissu pulmonaire se laisse facilement pénétrer par le doigt. Des fragments vont au fond de l'eau : c'est le type de l'hépatisation grise. (Pour l'examen microscopique, voir à l'Anat. page.

Le cœur est légèrement gras, pâle. — Rate volumineuse. — Les reins sont un peu congestionnés. — Le foie est un peu pâle, présente un aspect normal. — Rien à l'encéphale.

A la partie inférieure de l'intestin grêle ; congestion ; un peu plus bas de petites plaque de Peyer ulcérées. Au niveau de la valvule-iléo-cœcale, assez grande quantité, de petites plaques jaunâtres dont quelques-unes seulement sont ulcérées. La muqueuse du gros intestin est fortement congestionnée.

Obs. VIII. (Notes communiquées par notre excellent collègue Labbé.)

X..., 30 ans, entrée vers la fin de décembre 1880, à l'Hôtel-Dieu, salle Sainte-Marie, pour une fièvre typhoïde.

Le 2 janvier 1881 (du dix-huitième au vingtième jour de la maladie) l'on trouva les signes physiques d'une pneumonie lobaire.

Mort dans la nuit du 3 au 4 janvier.

	Matin.	Soir.
25 décembre 1880		40,2
26 —	40°	40,6
27 —	40°	40°
28 —	38,4	39°
29 —	39,4	40°
30 —	39,4	40,6
31 —	39,2	40,2
1er janvier 1881	39,4	40,2
2 —	39,2	40,4
3 —	40,4	40°

A l'autopsie l'on trouve des plaques de Peyer ulcérées, mais déjà en voie de cicatrisation. Rate grosse.

Hépatisation complète de tout le lobe inférieur du poumon gauche. — Congestion à droite.

Obs. IX. (Communiquée par notre excellent collègue Labbé.)

X..., 26 ans, domestique, entrée le 8 janvier 1881 à l'Hôtel-Dieu salle Sainte-Marie, service de M. Dreyfus-Brisac.

A son entrée la malade présente tous les signes d'une grande adynamie ; quelques taches rosées lenticulaires, congestion pulmonaire assez intense, toux quinteuse, presque continuelle, sèche, criarde. — Diagn : fièvre typhoïde. — Traitement: alcool et quinquina.

Le 12. Pas d'augmentation de la congestion pulmonaire. Cependant la température est assez élevée. Le soir elle se maintient autour de 41°, malgré cela, il n'y a pas de phénomènes généraux graves.

Le 16. Sulfate de quinine. — Le soir, 40°, 8.

Le 17. Matin, 4°, 0.

Le 18. Matin, 38,6. — Etat général peu modifié ; l'adynamie est toujours très profonde. L'auscultation pratiquée le 18 au soir ne révèle rien de particulier du côté des poumons.

Le 19. Souffle très net et râles crépitants dans toute l'étendue du lobe inférieur droit. La malade est calme pendant la journée ; le soir elle est très oppressée. Ventouses.

La 20. Souffle tubaire limité à la même région que la veille. Il n'y a plus de râles crépitants.

Le 21. Diminution notable de souffle ; râles sous-crépitants de retour, agitation pendant la nuit. — sulfate de quinine 0,30.

Le 23. La température a baissé, la malade a bien dormi et est très calme, la respiration est régulière.

Le 24. Encore un peu de submatité dans la gouttière costo-vertébrale droite, au niveau de la 4o vertébre dorsale. Plus de souffle, ni de râles, mais la respiration est encore un peu obscure au point où l'on trouve de la matité.

Depuis cette époque convalescence régulière, quoique lente, interrompue seulement par une éruption furonculeuse. La malade sort guérie le 5 mars.

Obs. X. (Publiée par le Dr Cormil, Union médicale, 1880, page 674.)

X... (Alexandre) 27 ans, broyeur, entré le le 9 mai 1880, à l'hôpital Saint-Antoine.

Cet homme a toujours été bien portant, il est à Paris depuis plusieurs années. Il est malade et alité depuis trois semaines avec une inappétence complète, soif vive, de la céphalalgie, des nausées, des vomissements muqueux et bilieux. En même temps que ses vomissements il a eu de la diarrhée, et il lui est survenu des douleurs de ventre.

État à l'entrée. — Les urines, quoique le malade se plaigne de la vessie, sont simplement chargées de sels.

Céphalalgie, malaise général bourdonnements d'oreilles, insomnie, fièvre ; langue sèche, couverte de fuliginosités ainsi que les lèvres ; fétidité de l'haleine, sécheresse des narines, rien ne manque au facies habituel de la fièvre typhoïde.

Le palpation de l'abdomen réveille une douleur siégeant au creux épigastrique et s'irradiant suivant les fausses côtes et la base du thorax. Le ventre est ballonné, gargouillement dans la fosse iliaque droite.

Taches rosées sur l'abdomen.

Rate augmentée de volume.

Le malade vomit depuis le début de sa maladie ; chaque jour, il rend avec effort ; environ une demi-cuvette de mucosités verdâtres. Il a de la diarrhée.

A l'auscultation des deux poumons, on entend des râles sibilants et ronflants disséminés, pas de toux. Rien au cœur.

Cataplasmes froids sur le ventre, lait et bouillon froid en petite quantité, limonade et lavement purgatif.

Les jours suivants même état, mêmes vomissements. — Application de glace sur le ventre. Les taches rosées lenticulaires ont augmenté de nombre.

Température axillaire.

		Matin.	Soir.
13	mai	39,1	40,1
14	—	40°	40,4
15	—	40,2	40,2
16	—	39,2	40,3

Le 17. La température du matin a diminué, elle est à 38,2. Cependant le malade paraît plus abattu, il se soulève difficilement dans son lit. Il a ressenti un frisson pendant la nuit, il se plaint en ce moment d'un point douloureux siégeant à gauche et en arrière à la base du poumon. Il a les pommettes rouges, les ailes du nez pincées et pâles. Il existe de la toux et des crachats rouillés. Respiration rapide.

A la percussion on trouve de la submatité en arrière en bas et à gauche ; à l'auscultation, de l'affaiblissement du murmure vésiculaire. On diagnostique une pneumonie fibrineuse lobaire au début

Les vomissements de mucus verdâtre qui n'avaient pas manqué un seul jour jusqu'ici et qui survenaient plusieurs fois par jour, ont cessé depuis hier soir. Le malade a de la diarrhée. Le soir la température atteint 39,1.

Le 18. Le malade a deliré un peu pendant la nuit, pas de vomissement. T. A. matin 38,3 ; soir 39,3.

Le 19. La température est de 37,4 le matin. Pas de vomissements, mais la pneumonie suit son cours et les crachats sont caractéristiques, soir T. A. 39,2.

Le 20. T. A. matin 38,2 ; soir 39,2. — La percussion du thorax donne aujourd'hui une submatité évidente. A l'auscultation bruit de souffle tubaire intense avec bronchophonie. Il y a également de la bronchophonie aphone, absolument semblable à celle que l'on perçoit au niveau des cavernes tuberculeuses. Pas de râles crépitants, en avant et à gauche on entend quelques râles sibilants à timbre aigu, en dehors de la région cardiaque. Rien de notable à l'auscultation du sommet gauche en arrière. A droite l'auscultation révèle des râles muqueux dans la fosse sous épineuse. Les vomissements bilieux se sont montrés de nouveau aujourd'hui.

Le 21 mai. T. ax. matin, 38,3. Le malade est très affaibli ; il respire difficilement et d'une manière saccadée. La parole est entrecoupée ; il parait très agité. La face est cyanosée, le pouls faible.

Mort à onze heures du matin.

Autopsie faite le 22 mai. — Le poumon gauche présente dans toute l'étendue de son lobe inférieur une hépatisation complète. Il est tendu, lisse à sa surface pleurale qui présente une mince couche de fibrine. Il n'est plus crépitant et ses fragments plongent au fond de l'eau. Sur une section sa surface est granitée, rouge et donne au raclage un liquide épais, privé d'air, de couleur rouge, mais tenant en suspension du pus et de petits fragments qui le rendent trouble et opaque. Après avoir lavé la surface du poumon, la couleur rouge est remplacée par une coloration gris rosé, due au remplissage des cavités alvéolaires et des petites bronches par de la fibrine.

Le poumon droit est uni à la paroi thoracique par des adhérences fibrineuses. Emphysème au sommet. Partout, dans le reste de son étendue, il y a de la congestion et les bronches des deux poumons sont rouges et enflammées ainsi que la trachée.

Ulcérations caractéristiques de l'intestin et du cæcum.

Ganglions mésentériques, tuméfiés, aplatis, discoïdes, rouges, sur une surface de section.

Rate grosse, mollasse, friable.

Estomac congestionné, ecchymose de la muqueuse.

Reins assez gros, pâles à surface lisse et mollasse.

Obs. XI. (Notes communiquées par notre excellent collègue Labbé.)

C..., 38 ans, camionneur, entré le 5 mars 1881 à l'Hotel-Dieu dans le service de M. Frémy, suppléé par le Dr Dreyfus-Brisac.

Dans les sept jours qui ont précédé son entrée, C... a eu des frissons répétés, de la fièvre, de la diarrhée, etc... Dès son arrivée il présente des phénomènes adynamiques très prononcés.

Le 24 mars l'adynamie a augmenté d'une manière considérable, C... est couvert de sueurs profuses. A l'auscultation on trouve des signes manifestes d'une pneumonie à gauche.

Mort le 26 mars.

A l'*autopsie* on trouve les plaques de Peyer en voie de cicatrisation. Epanchement séro-purulent d'environ un litre dans la plèvre gauche. Pneumonie occupant tout le lobe inférieur du poumon gauche, hépatisation grise à la troisième période. Engouement et congestion du reste du poumon gauche, le droit présente aussi de la congestion généralisée. Le cœur est flasque, mou, fibre musculaire pâle; légères plaques athéromateuses sur l'aorte.

Obs. XII. (Communiquée par notre excellent collègue Labbé.)

Jean L..., maçon, 20 ans, entré le 22 janvier 1881, à l'Hôtel-Dieu, salle Saint-Louis n° 18.

23 janvier. Depuis six jours L... se sentait mal à son aise, il avait, dit-il, les jambes brisées et mal dans les reins. Insomnie, avec rêvasseries et céphalalgie. Epistaxis assez abondantes.

A son entrée L... est très abattu et présente tous les signes d'une fièvre typhoïde arrivée à la fin du premier septénaire. La température dépasse 40°. A l'auscultation on trouve des râles sibilants aux deux bases. Comme traitement: rhum et extrait de quinquina.

Le 25. Taches rosées; respiration rude en arrière et à droite. Le soir T. ax., 41°. Injections sous-cutanées d'acide phénique.

Le 30. Aggravation de l'état général depuis le 25; quoique la température ne se maintienne qu'autour de 39, 2, le matin et de 39°,6 le soir. La prostration est extrême, les selles très abondantes sont involontaires, le ventre est tendu et ballonné. Urines très rouges; pas d'albumine. A l'auscultation on trouve des râles assez fins aux deux bases et sibilants dans le reste des poumons.

3 février. T. matin, 38,3; soir, 39°. Pouls petit, à 94°. Respiration gênée, râles plus abondants que la veille.

Le 4. Prostration extrême.

Le 8. Délire tranquille. Nouvelle éruption de taches rosées. La respiration est extrêmement pénible, surtout le soir ; on ne constate toutefois que des râles sibilants et des râles plus fins aux deux bases. Rougeur de toute la région sacrée. Epistaxis.

Le 9. Nouvelle épistaxis. Paralysie du voile du palais. Râles ronflants et sibilants dans toute la poitrine. Crachats visqueux.

Le 13. A droite, depuis le sommet de la poitrine jusqu'à un travers de main au-dessus de la base du poumon, matité à la percussion. Au niveau de la bifurcation des bronches du même côté, on perçoit un souffle bronchique très intense. Dans le reste de la poitrine, râles fins de congestion. Dyspnée très vive. Trente-huit respirations à la minute. Prostration intense, délire violent pendant la nuit. Crachats visqueux, striés de sang. T. mat., 40°; soir, 40,4.

Le 15. Matité complète de tout le sommet du poumon droit, souffle tubaire dans toute cette étendue, râles crépitants à la division des bronches. Du côté opposé, râles sibilants et un peu de souffle dans la gouttière costo-vertébrale, mais qui semble résulter de la propagation du souffle du côté opposé. Aphonie complète, dyspnée extrême, teint plombé.

Ventouses sèches.

Augmentation graduelle da la dyspnée et mort le 15 au soir.

	Température axillaire	
	Matin.	Soir.
27 janvier	39,4	39,4
28 —	39°	40°
29 —	39,2	39,4
30 —	39,2	39,6
31 —	38,2	39°
1er Février	39,2	39°
2 —	38,4	39,4
3 —	38,3	39°
4 —	39,4	
9 —	39,8	40°
10 —		
11 —	40	40,4
12 —		
13 —	40°	40,4

Gallissart.

8

Autopsie. — Dans la dernière portion de l'instestin grêle on trouve plusieurs plaques de Peyer, et plusieurs follicules clos à peu près complètement cicatrisés. La muqueuse est très injectée.

Rate grosse, diffluente. Foie gras. Rein un peu graisseux à la surface. Cœur normal.

Le lobe supérieur et une portion du lobe moyen du poumon droit sont le siège d'une hépatisation très avancée, la surface de coupe est granuleuse. Des fragments vont au fond de l'eau. Le même poumon est dans le reste de son étendue le siège d'une congestion intense, il est très friable. Congestion du poumon gauche.

A l'origine de la bronche droite et semblant la comprimer un peu on trouve quelques ganglions tuméfiés.

Obs. XIII. (Tirée des cliniques de Chomel, vol. 1, obs. 44.)

X..., 30 ans, commissionnaire, depuis peu de temps à Paris, a de la céphalalgie de la prostration, et de la stupeur, augmentant par le traitement délayant. Au vingt-deuxième jour de sa fièvre typhoïde il a un point de pneumonie : vésicatoire. Crachats rouillés le vingt quatrième jour. Traitement tonique. Guérison de la pneumonie vers le trente et unième jour et guérison complète seulement vers le trente-troisième jour.

Obs XIV. (Présentée par MM. Cornil et Brault à la Société anatomique, Progrès médical, 1831, p. 369.)

R... (Joseph), 24 ans, facteur, entré le 20 octobre 1880 à l'hôpital Saint-Antoine, dans le service de M. Cornil, avec tous les signes d'une fièvre typhoïde. Le malade est agité, il prononce des paroles incohérentes, la langue est sèche, noirâtre, ainsi que les narines. Pendant cinq jours consécutifs, jusqu'au 25, la température atteint le soir une moyenne de 40,3 et ne descend pas le matin au-dessous de 39,5.

Du 25 octobre au 1er novembre, légère rémission dans l'élévation de la température.

1er novembre. Ecoulement purulent par l'oreille droite. Le 4 novembre on constate au sommet du poumon droit un souffle assez intense avec matité et râles crépitants.

La température subit une nouvelle recrudescence, elle dépasse 40,3 ; le délire est continu, il existe des soubresauts des tendons et le malade meurt le 8 novembre dans le coma.

Autopsie. — *Poumon droit* : Il présente au sommet une hépatisation fibrineuse complète, dont la coloration est gris rosé (apparence de la pneumonie lobaire au deuxième degré). Cependant on trouve au milieu de ce noyau une partie grisâtre ressemblant à un infarctus.

Les bronches qui se rendent dans le noyau hépatisées sont tapissées par une fausse membrane fibrineuse très adhérente.

Intestins : Plaques de Peyer ulcérées et tuméfiées.

Examen microscopique : Dans un des lobes du poumon, il s'était fait une pneumonie lobaire, fibrineuse aiguë, autour d'un infarctus purulent. L'exsudat intra-alvéolaire de cette pneumonie fibrineuse, sa disposition et les granulations qui en résultaient ne différaient en rien de ce qu'on trouve dans la pneumonie fibrineuse aiguë.

DEUXIÈME SÉRIE.

Observations de pneumonies lobaires survenues pendant la convalescence de la fièvre typhoïde.

Obs. XV. (Observation du Dr Schneider, tirée de la thèse de Castex. Th. Paris, 1879, obs. 8.)

F..., 24 ans, dragon, entré à l'hôpital le 17 mars 1879 pour une fièvre typhoïde au cinquième jour. Evolution régulière et rapide. A partir du 24 mars la température descend progressivement de 40° jusqu'à la normale qu'elle atteint le 30 mars.

Dans la soirée du 30 mars, oppression très grande, douleur dans le côté gauche, la température remonte subitement de 36,5 à 39,5. Râles crépitants et sous crépitants, souffle à l'auscultation du côté gauche.

	Température axillaire.	
	Matin.	Soir.
3 mars	38,6	39°
1ᵉʳ avril	38,3	38,8
2 —	38°	39,6

Dans la soirée nouvelle augmentation brusque (39,6) ; on constate le lendemain une nouvelle poussée de pneumonie à droite, du même côté l'on étend de l'égophonie. Etat adynamique très prononcé, asphyxie et mort dans le collapsus le 6 avril.

	Température axillaire.	
	Matin.	Soir.
3 avril	38,4	38°
4 —	37,9	38,6
5 —	38,2	39,8

On constate à l'*autopsie* outre les lésions d'une typhoïde en voie des cicatrisation un épanchement séro-fibrineux de 5 à 600 dans la plèvre droite, avec quelques fausses membranes. En outre pneumonie lobaire étendue des deux côtés, occupant la partie moyenne des poumons. Le tissu induré est d'un rouge blafard, presque roussâtre (hépatisation rouge et grise à la fois).

Obs. XVI. (Publiée par M. Cornil dans le Journal des connaissances médicales, 1880, p. 17.

G... (Victoire), entre le 26 septembre 1878 à l'hôpital de Lourcine, salle Saint Clément, pour des accidents syphilitiques secondaires.

Malaise depuis quinze jours; depuis deux jours céphalalgie, diarrhée et fièvre.

5 octobre. Taches rosées, cours normal d'une fièvre typhoïde. Vers le 16 octobre quelques accidents péritonéaux.

1ᵉʳ novembre. 37,5

Le 2. 39,2. Signes de pleuro-pneumonie, qui disparaissent au bout de cinq ou six jours.

Convalescence à partir du 10 novembre ; la malade sort en décembre parfaitement guérie.

TROISIÈME SÉRIE.

Observations de pneumonies lobaires survenues au début de la fièvre typhoïde.

Obs. XVII. (Communiquée par M. le Dr Lucas-Championnière.)

Bergonneau, 18 ans, entre le 28 avril dans le service de M. le professeur Jaccoud à l'hôpital de Lariboisière. B..., est alité depuis quatre ou cinq jours.

28 avril au soir. Maux de tête, épistaxis, diarrhée, gargouillement dans la fosse iliaque droite. Congestion pulmonaire. Matité, souffle, râles crépitants en bas en arrière et à gauche.

Le 29. Signes manifestes d'une pneumonie du lobe inférieur gauche. Pour le diagnostic, l'on hésite entre une fièvre typhoïde compliquée de pneumonie et une pneumonie à forme typhoïde, l'on penche pour le premier. — Vésicatoire, potion cordiale avec extrait de quinquina.

Le 30 avril. Souffle intense étendu à tout le poumon gauche.

1er mai Taches rosées sudamina.

Mort le 8 mai, dans la prostration, vers le quinziè ne jour de la maladie.

		Température axillaire.	
		Matin.	Soir.
29	avril	39,4	40,8
30	—	39,7	40,2
1er	mai	38,7	40,1
2	—	40°	40,5
3	—	40°	40,1
4	—	39,2	40,8
5	—	40,1	40,6
6	—	40°	40,2
7	—	39,6	40,4
	—	39,8	

Autopsie. — *Intestins* : gonflement des plaques de Peyer, mais sans ulcération. Hypérémie et ulcération de plusieurs follicules clos, dans toute la moitié terminale de l'iléon.

Ganglions mésentériques, tuméfiés, ramollis.

Rate doublée de volume, ramollie.

Poumons : hépatisation manifeste (grise) de tout le lobe inférieur du poumon gauche.

Obs. XVIII. (Publiée par M. Ed. Raynaud. Bulletin de la Société
anatomique, 1837. Résumée.)

X..., garçon boulanger, 19 ans, entré le **27** avril 1837, à l'hôpital de la Pitié, salle Saint-Léon. X... est de constitution robuste, à Paris depuis deux ans. Depuis quinze jours, il ressent du malaise, de l'inappétence, des douleurs abdominales, puis des coliques. Dans les derniers jours il a toussé, a ressenti un peu de gêne de la respiration et a rendu des crachats sanguinolents.

28 avril. Malade abattu, langue large et couverte d'un enduit grisâtre. Toux fréquente et crachats rouillés. Matité et râle crépitant à la partie inférieure et postérieure du poumon gauche.

1er mai. Agitation, délire. Rate médiocrement volumineuse, face hébétée, douleurs abdominales augmentant par la pression, plusieurs selles diarrhéiques.

Le 3. Matité de la partie inférieure et postérieure de la poitrine; on n'entend pas la respiration. Mort pendant la nuit.

Autopsie. — Le lobe supérieur du poumon gauche n'offre rien de particulier; son bord postérieur présente un peu d'engouement. Le lobe inférieur est dans toute son étendue à l'état d'hépatisation rouge.

Le lobe supérieur du poumon droit est sain, les lobes moyens et inférieurs sont engorgés dans toute leur étendue.

Abdomen. Les intestins sont distendus par des gaz. Le cinquième inférieur de l'intestin grêle présente un développement considérable des glandes de Brunner. Les plaques de Peyer paraissent tuméfiées, rouges; quelques-unes, les plus inférieures, sont dans un état voisin de l'ulcération.

En outre, perforation stomacale et péritonite.

Obs. XIX. (Observation du Dʳ Maraud, tirée de la thèse de Castex.
Th. Paris, 1879, obs. 6.)

R..., 21 ans, soldat entré au Gros-Caillou le 8 février 1879. Cet homme a été pris le 4 février d'un violent frisson, avec tremblement des membres et claquement de dents, qui dura plus d'une heure. Le lendemain point de côté à gauche sous le mamelon, puis toux avec crachats dont le malade ne sait pas indiquer le caractère. Le troisième jour seulement, vomissements et diarrhée, qui se calment facilement.

Etat à l'entrée : dyspnée très accentuée, peu de toux, expectoration muqueuse, point de côté sous le mamelon gauche. Face animée, agitation, inquiétude; langue couverte d'un enduit grisâtre, un peu séche. Il n'y a plus de vomissements ni de diarrhée. Léger ballonnement du ventre, sans douleur, ni spontanée, ni provoquée. Pas de taches rosées.

Peau très chaude, pouls 110. T. A. soir 40°,2.

A l'auscultation, râles sibilants et ronflants dans tout le poumon droit. Souffle tubaire avec bronchophonie, manifeste surtout à l'angle inférieur de l'omoplate gauche, mais s'entendant aussi en dessous. A la percussion, matité dans la moitié inférieure et postérieure du poumon gauche, absence d'élasticité, ce qui fait penser qu'une pleurésie avec épanchement s'ajoute à l'hépatisation pulmonaire. Pas de déviation du cœur.

9 février. Même état général, beaucoup d'inquiétude, pouls toujours fréquent. Le souffle s'étend aujourd'hui, plus haut, le long de la gouttière vertébrale; la dyspnée a augmenté (vésicatoire, digitale). T. A. mat. 39°,6, soir 40°

Le 10. Abattement, pouls petit et fréquent, respiration précipitée, lèvres violacées. Mêmes signes locaux à gauche, râles muqueux à droite. Ballonnement considérable du ventre.

T. mat. 39°,5, soir 40°.

Le 11. L'asphysie progresse; mort à 8 heures du matin.

Autopsie. — Adhérences, taches du poumon gauche avec la paroi thoracique; fausses membranes molles, surtout en arrière, dans la gouttière vertébrale et dans le sillon interlobaire. Le poumon gauche est volumineux; le lobe inférieur n'est plus qu'une masse compacte, ne crépitant plus sous le doigt, tombant lourdement au fond de l'eau ; présentant à la coupe une surface grisâtre, d'où le raclage fait sourdre du pus. Congestion de la base du poumon droit ; bronchite dans le reste des poumons. L'émission du péricarde donne issue à 200 grammes environ de liquide citrin ; cœur petit et flasque.

Foie gras, gorgé de sang noirâtre et poisseux. Rate volumineuse, friable. Ganglions mésentériques, hypertrophiés, mais non ramollis Reins normaux.

Intestins tympanisés et ne contenant pas de matières stercorales, 9 ou 10 plaques de Peyer de la seconde moitié de l'iléon hypertrophiées ; quelques-unes sont longues de 2 ou 3 centimètres et larges de 8 à 10 millimètres, toutes blanches, grisâtres et peu saillantes. Follicules clos, isolés et augmentés de volume, formant un semis très, abondant surtout autour de la valvule iléo-cœcale. Pas d'ulcération, ni même de nécrose à la surface des plaques.

Rien dans le gros intestin. Méninges crâniennes congestionnées.

Obs. XX. (Tirée de Grésinger. Maladies infectieuses, traduit
par Vallin. Paris, 1877.)

Une fille de 15 ans mourut au neuvième jour d'une fièvre typhoïde. Elle offrait une augmentation très considérable de la rate ; ce viscère était turgescent, mou et ramolli ; beaucoup de glandes mésentériques présentaient une tuméfaction récente et de couleur violet clair ; les glandes de Peyer étaient légèrement tuméfiées, d'un rouge foncé ou grisâtre, un peu réticulées ; sur une plaque, il y avait une perte de substance de la grosseur d'une tête d'épingle.

Dans les deux poumons, on trouva une hépatisation d'un rouge brun, un peu molle, occupant toute la partie inférieure des deux poumons et une partie du lobe supérieur gauche. L'aspect de la rate et des glandes mésentériques ne permit pas d'admettre qu'il ne s'agît que d'une pneumonie double ordinaire.

Obs. XXI. (Publiée par M. le professeur Lépine. Revue mensuelle de méd. et de chir., 1878. Résumée.)

F. B..., né à Lyon, 15 ans, apprenti imprimeur, entré le 4 juin 1878.

Apparence chétive, cependant santé habituellement bonne. D'après la mère, B... serait mal à son aise depuis une semaine ; perte d'appétit, eéphalalgie, sommeil agité. Depuis deux jours, aggravation de la lassitude, quintes de toux la nuit ; depuis hier, douleurs dans les jambes, vertiges. Pas d'épistaxis

4 juin. Subdelirium loquace, face rouge, yeux injectés, peau chaude et sèche, céphalalgie frontale. Le malade ne peut rester assis seul sur son lit.

Percussion : matité dans la fosse sus-épineuse droite, ainsi que dans l'aisselle. Auscultation : souffle tubaire aux deux temps, quelques râles crépitants ; au même niveau, vibrations thoraciques exagérées et retentissement de la voix. Expectoration visqueuse, peu abondante.

Le 5. Diminution des signes stéthoscopiques, la matité a disparu ; à l'auscultation, un peu de souffle expiratoire sous la clavicule et dans l'aisselle, râles vibrants, petite toux sèche, même expectoration. Aggravation de l'état général, délire très loquace, agitation. Pupilles étroites. Abdomen ni tendu, ni ballonné, douloureux à la pression, pas de taches, diarrhée jaune ; un peu d'albumine dans les urines.

Commencement des bains froids répétés.

Le 6, diminution du délire ; langue rouge sur les bords, face pâle, cyanotique. Pas de taches rosées, un peu de diarrhée. Ventre douloureux. Dans la fosse sus-épineuse droite, submatité légère, souffle aux deux temps non tubaires ; pas de râles crépitants. Sous la clavicule, matité, souffle intense ; gros râles sous-crépitants.

Le 7. Pas de délire. Sous la clavicule droite diminution de la matité, presque plus de souffle et de râle. Dans l'aisselle, souffle tubaire aux deux temps. — En arrière matité et râles crépitants. Crachats pneumoniques manifestes.

Le 8. Etat local le même que la veille. — Petite toux et expectoration pneumouique. — Deux selles diarrhéiques, faciès abattu.

Le 9. Sommolence. — Dans l'aiselle matité et souffle ; dans la fosse sus épineuse droite respiration un peu rude ; langue un peu sèche.

Le 10. Faciés excellent. — Dans l'aiselle droite matité, souffle et gros râles crépitants. — Pas de crachats.

Le 11. Seulement encore un peu de matité et de respiration soufflante. Diarrhée. — La veille le malade a mangé.

Le 13. Encore un peu de respiration soufflante dans l'aiselle. Urine pâle et abondante.

Du 14 au 21. Rien, température variant entre 37,3 et 38° le matin et le soir.

Le 21. Murmure respiratoire très pur au sommet droit.
Température normale depuis le 23 juin.

QUATRIÈME SÉRIE,

Observations diverses.

Obs. XXII. (Fièvre typhoïde adynamique. — Pneumonie pseudo-lobaire développée vers le quatorzième jour de la maladie typhique. — Mort. — (Observation communiquée par M. le Dr Quinquaud.)

Mérodon, 31 ans, journalière entrée le 12 octobre 1868, à l'hôpital Saint-Antoine.

Antécédents. Cette femme est alitée depuis seize jours. Son indisposition a débuté par cinq à six jours de malaise, de céphalalgie, de courbature et de fièvre légère. Ces phénomènes s'accentuèrent, elle eut de la diarrhée, une épistaxis peu abondante et quelques vomissements. Le huitième jour de son séjour au lit, elle commença à avoir un peu de divagation marquée, surtout le soir.

Le quatorzième jour de la maladie, le délire prit tout d'un coup une très grande intensité, en même temps la respiration devint beaucoup plus fréquente et gênée, aussi la malade fut amenée à l'hôpital.

A *l'entrée* de la malade à l'hôpital, on constate des râles nombreux sibilants et ronflants disséminés dans toute la poitrine; de plus vers le tiers inférieur de la ligne axillaire à gauche, on entendait un souffle un peu lointain, souffle peu intense, rappelant le souffle pleurétique et le simulant d'autant mieux, qu'en ce point les râles sous-crépitants étaient peu nombreux, et que l'on n'entendait pas le murmure respiratoire, on le percevait néanmoins en arrière en se rapprochant de la colonne vertébrale, Cependant la matité était beaucoup moins absolue que dans la pleurésie, aussi à cause de la localisation du souffle et de la submatité on conclut à l'existence d'une splénisation pulmonaire.

Mais cette lésion pulmonaire existait-elle seule, s'agissait-il d'une pneumonie à forme typhoïde, ou bien coïncidait-elle avec un état général infectieux, tel que la fièvre typhoïde ?

Ses antécédents, l'ataxie adynamique, l'augmentation de volume de la rate, la diarrhée, le ballonnement du ventre, le gargouillement dans la fosse iliaque droite et surtout l'existence de taches rosées lenticulaires firent pencher le diagnostic du côté de cette dernière supposition.

Traitement : Ventouses sèches, potion cordiale et extrait quinquina.

Le 13. Nuit agitée. Carphologie. Signes pulmonaires très accentuées.

Le 14. Incontinence d'urine et des matières fécales.

Mort le 15 octobre au matin.

12 octobre	Pouls,	120	Respir.,	44	T. vag.,	40,6
12 —	—	104	—	44	—	40,2
14 —	—	108	—	48	—	40,8

A *l'autopsie* on trouve les plaques de Peyer formant de petites tumeurs saillantes, dont les unes sont intactes, les autres ulcérées. Au voisinage du cœcum ulcérations sur le gros intestin. La rate est doublée de volume.

Dans les poumons, noyaux de pneumonie pseudo-lobaire, ayant envahi le tiers inférieur et externe du lobe inférieur du poumon gauche; l'hépatisation n'était pas au même degré partout; on trouvait des points gris jaunâtres purulents, d'autres gris rougeâtre, et enfin à quelques endroits il n'y avait que la simple congestion entre les points indurés. Il s'agissait donc de lésion résultant de plusieurs centres (pneumonie lobulaire).

Au microscope, les points hépatisés présentent un mélange de cellules épithélales, de fibres granuleuses et de quelques fibrilles de fibrine. Congestion des méninges du cerveau.

Obs. XXIII. — Pneumonie lobaire aiguë (Observation personnelle.)

Th... (François) 69 ans, menuisier, entré le 22 décembre 1878 à l'infirmerie de l'hospice de Bicêtre, dans le service de M. le professeur Bouchard.

Le malade a été pris ce matiu (22 décembre) en faisant son service de balayeur des cours de l'hospice, d'uns sensation de faiblesse, il a été obligé de s'asseoir ; presque immédiatement il a été pris d'un frisson intense, sans point de côté , sans vertiges.

État à l'entrée : Le malade est en plein état de frisson, il est agité par un tremblement général ; la peau est froide, marbrée, cyanosée ; les muqueuses ont une légère teinte bleuâtre, la parole est brève, entrecoupé, la respiration très fréquente.

Poumons : Rien à la percussion ; à l'auscultation râles muqueux peu nombreux, nulle part de souffle ou de râles crépitants.

Cœur : Les battements du cœur sont très précipités, pas de souffle valvulaire, pas de matité précordiale ; le pouls est vibrant, assez régulier.

Rien à noter pour l'état des autres organes.

T. R., 36,9 ; axillaire, 36,2, pouls, 86°.

Potion avec éther et acétate d'ammoniaque. — Tué chaud.

23 décembre. Pas d'albumine dans l'urine. Rien à l'auscultation. Même traitement. T. R. 39,2

Le 24. Légère douleur au côté gauche ; à l'auscultation l'expiration a par moment un léger timbre soufflant=en bas, en arrière et à gauche ; en ce même point les râles sont particulièrement fins. Pas de matité, pas de crachats. — Sulfate de quinine, 1 gr. 50. T. R., 39,2.

Le 25, T. R., m., 38,8.

Le 26. — — 38,3.

Le 27. — — 38,1.

Le 28. — — 38,9. Aggravation. — Sulfate quinine 2 gr.

Le 29. — — 38°. Amélioration. — Sulfate quinine 1 gr.

Le 30. — — 37,9. Langue humide. état général bon.

Le 31 — — 37,4. Il n'y a plus de signes physiques.

Etat général bon. Suppression de la quinine. Sort guéri au *commencement* de février.

Obs. XXIV. Fièvre typhoïde survenue dans le cours d'une pneumonie.
(Obs. 43 des cliniques de Chomel.)

M..., 25 ans, boulanger, à Paris depuis un an, s'enrhumant facilement; il y a quatre jours il aurait été pris subitement d'un point de côté, avec frisson, puis il a eu de la fièvre et a été obligé de prendre le lit. Il entre le 11 décembre 1830 à l'hôpital.

Le cinquième jour de la maladie il présente un état fébrile peu développé, une vive douleur sous le mamelon gauche, en bas et en arrière du même côté de la crépitation et de la matité. Les crachats sont adhérents au vase. — Saignée.

Le douzième jour l'on voit survenir de la diarrhée du météorisme et de la douleur dans la fosse iliaque droite. Sécheresse de la langue; augmentation de la toux et de la dyspnée.

La prostration va en augmentant jusqu'au dix-neuvième jour où la mort survient.

A l'*Autopsie* l'on trouve une hépatisation rouge complète, tendant à passer à la suppuration, de tout le lobe inférieur du poumon gauche. Dans toute la longueur de l'iléon 8 à 12 plaques elliptiques, bien dessinées, saillantes sur la muqueuse; quelques-unes sont rouges, d'autres grisâtres ou blanchâtres, pas d'aspect gaufré; mais toutes sont couvertes d'un réseau à larges mailles et si ramolli qu'on l'enlève facilement avec le doigt. La plus rapprochée du cœcum offre un commencement d'ulcération. Ganglions mésentériques gonflés, rouges et ramollis. Rate triplée de volume.

Obs. XXV. — Cas de typhus abdominal après une pneumonie fibrineuse.
(Publiée par Heitler, in Deutsche. Archiv. f. Klin, méd., 1874.)

Homme de 22 ans, entré à l'hôpital le 4 juin, malade depuis deux jours cet homme à des douleurs dans la poitrine; à l'examen on trouve une pneumonie de la base droite, qui évolue normalement. Dès le 13 juin, la température est normale (37) mais le pouls reste toujours entre

100 et 110. Ce n'est que le 22 que l'on ne trouve plus de différences à l'auscultation entre les deux poumons. — Le 23, élévation nouvelle de la température, jusqu'au 1er juillet où la mort survint.

A l'*autopsie* gonflement des plaques de Peyer et des follicules solli-taires de la dernière portion de l'iléon, des glandes mésentériques et de la rate. — Un peu d'hypérémie pulmonaire, légèrement plus marquées à la base droite.

Nulle part de traces d'ulcération cicatrisées dans l'intestin.

CONCLUSIONS.

I. La fièvre typhoïde peut présenter à n'importe quelle période de son évolution une pneumonie à forme lobaire.

II. Cette pneumonie à forme lobaire présente soit au point de vue clinique, soit au point de vue anatomique, tous les caractères de la pneumonie lobaire aiguë et primitive.

III. Survenant tout à fait au début, elle peut être facilement confondue, et l'a été du reste par plusieurs auteurs, avec la pneumonie à forme typhoïde.

IV. Son début, pendant la période d'état de la dothiénentérie, ne modifie pas immédiatement la courbe thermométrique, mais peut quelquefois s'annoncer par un abaissement de température.

V. Pendant la convalescence, elle rappelle tout à fait le type de la pneumonie franche primitive.

VI. Son pronostic est d'autant plus grave que les phénomènes typhiques sont plus accusés.

VII. Il doit y avoir une raison quelconque, qui nous est encore inconnue jusqu'à présent, qui favorise le développement de la pneumonie lobaire, dans le cours de la dothiénentérie ; car on ne peut l'envisager comme une simple complication accidentelle.

TABLE DES MATIÈRES

Avant-propos. 5

PREMIÈRE PARTIE.

CHAPITRE Ier. — Historique............................... 11
CHAPITRE II. — Anatomie pathologique 19

DEUXIÈME PARTIE.
Pneumonie du début de la fièvre typhoïde. 27

TROISIÈME PARTIE.
Pneumonie de la période d'état.

CHAPITRE Ier. — Étiologie................................ 40
CHAPITRE II. — Symptomatologie........................ 48
CHAPITRE III. — Marche. Durée. Fréquence et terminaison.. 63
CHAPITRE IV. — Pronostic 67
CHAPITRE V. — Diagnostic différentiel.................... 79
CHAPITRE VI. — La pneumonie lobaire est-elle une simple
        complication de la fièvre typhoïde...... 72

QUATRIÈME PARTIE.
Pneumonie de la convalescence. 81

Traitement 85
Observations. — 1re série................................ 88
    —   — 2e série................................ 107
    —   — 3e série................................ 114
    —   — 4e série................................ 109
Conclusions... 119

Paris. — A. Parent, imprimeur de la Faculté de médecine, rue Monsieur-le-Prince, 31.
A. Davy, successeur.

Figure 1.— Observ. II.

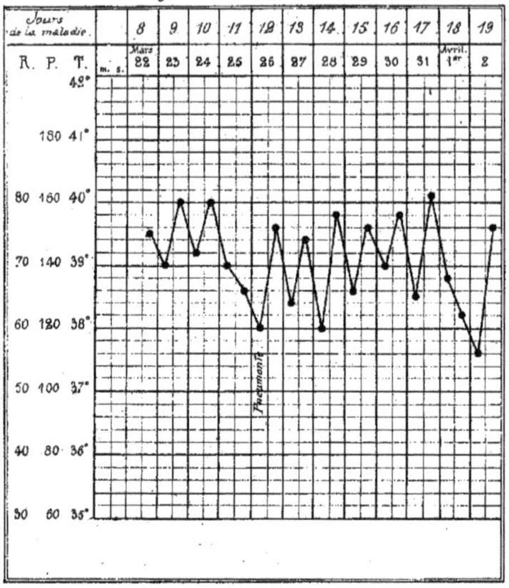

Figure 2.— Observ. IV.

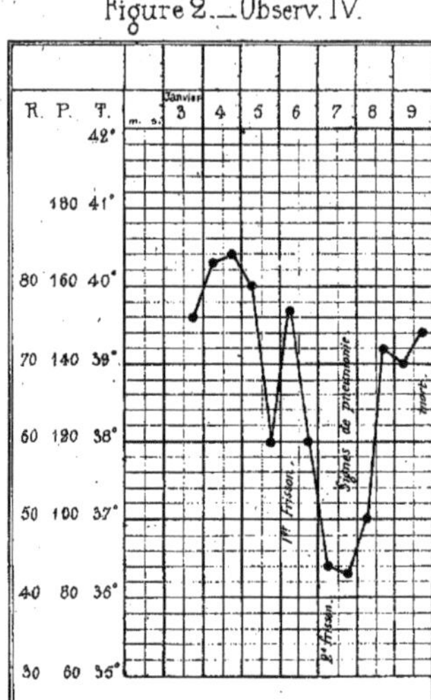

Figure 3.— Observ. VI.

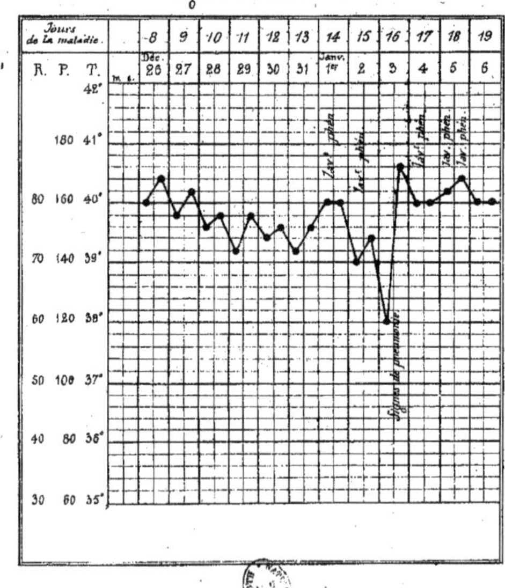